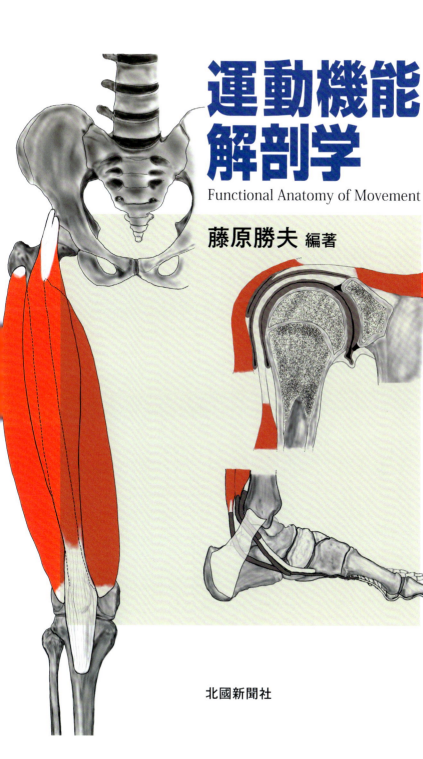

運動機能解剖学

Functional Anatomy of Movement

藤原勝夫 編著

北國新聞社

運動機能解剖学

目　　次

1章　ヒト特有な運動を支える身体構造 ………… 6

2章　身体運動の解剖学的表記 ……………………… 10

3章　関節運動の種類 ……………………………… 14

4章　足と足関節 …………………………………… 20

1. 足を構成する骨 ……………………………………… 20

2. 足弓（アーチ構造）………………………………… 24

3. 足の関節構造と機能 ………………………………… 26

4. 足部の関節の運動様式 ……………………………… 32

5. 足関節（距腿関節）の関節構造と機能 …………… 33

6. 足関節の運動様式 …………………………………… 33

7. 足の運動に関わる筋 ………………………………… 34

8. 足部外在筋の複合作用 ……………………………… 46

9. 立位姿勢の安定性と足の筋活動…………………… 48

5章　膝関節 ………………………………………… 50

1. 膝関節を構成する骨 ………………………………… 50

2. 膝の関節構造と機能 ………………………………… 52

3. 膝関節の運動様式 …………………………………… 56

4. 膝関節のロッキング機構 ……………………………………………… 58

　　5. 膝関節運動に関わる筋 ……………………………………………… 60

6章　股関節と骨盤 ……………………………………………… 66

　　1. 股関節を構成する骨 ………………………………………………… 66

　　2. 股関節の構造 ………………………………………………………… 68

　　3. 骨盤の構造 …………………………………………………………… 70

　　4. 股関節の運動様式 …………………………………………………… 72

　　5. 骨盤の運動様式 ……………………………………………………… 74

　　6. 股関節の運動に関わる筋 …………………………………………… 74

　　7. 骨盤の運動に関わる筋 ……………………………………………… 80

　　8. 立位姿勢保持と歩行における股関節の機能 ……………………… 82

7章　体　幹 ………………………………………………………… 84

　　1. 体幹を構成する骨 …………………………………………………… 84

　　2. 椎骨の形状 …………………………………………………………… 86

　　3. 椎骨間の連結 ………………………………………………………… 88

　　4. 脊柱の弯曲と腰痛予防 ……………………………………………… 90

　　5. 脊柱の運動 …………………………………………………………… 92

　　6. 脊柱の運動に関わる筋 ……………………………………………… 94

　　7. 運動時の体幹の役割 ………………………………………………… 103

　　8. 呼吸運動に関連する胸郭の動き …………………………………… 105

　　9. 呼吸運動に関連する筋の作用 ……………………………………… 106

8章　頭頸部 ･･････････････････････････････････ 110

1. 頭頸部を構成する骨 ････････････････････････････ 110

2. 頸関節の構造 ････････････････････････････････ 116

3. 頸関節の運動 ････････････････････････････････ 118

4. 頭頸部の筋 ･････････････････････････････････ 119

9章　上肢帯と肩関節 ･･････････････････････ 134

1. 肩関節を構成する骨 ････････････････････････････ 134

2. 上肢帯の関節構造 ･･････････････････････････････ 136

3. 肩関節の運動様式 ･･････････････････････････････ 138

4. 上肢帯運動に関わる筋 ･･････････････････････････ 142

5. 肩関節運動に関わる筋 ･･････････････････････････ 147

6. 肩甲胸郭関節運動に関わる筋 ･･･････････････････ 150

7. 腕の挙上に関与する筋 ･･････････････････････････ 150

10章　肘関節と前腕 ･･･････････････････････ 154

1. 肘関節を構成する骨 ････････････････････････････ 154

2. 肘関節の構造と機能 ････････････････････････････ 156

3. 橈骨と尺骨の連結 ･･････････････････････････････ 158

4. 肘関節の運動様式 ･･････････････････････････････ 158

5. 前腕の運動様式 ･･･････････････････････････････ 160

6. 肘関節の運動に関わる筋 ････････････････････････ 160

7. 前腕の運動に関わる筋 ･･････････････････････････ 162

11章　手と手関節 ………………………………… 166

1. 手を構成する骨 ………………………………… 166

2. 手のアーチ ………………………………………… 168

3. 手根の関節の構造と機能 …………………… 170

4. 手根の運動様式 ………………………………… 172

5. 指の関節の構造と機能 ……………………… 172

6. 指の運動様式 …………………………………… 176

7. 手根の運動に関わる筋 ……………………… 178

8. 指の運動に関わる筋 ………………………… 180

9. 効果器としての手 …………………………… 193

10. スポーツと握り ……………………………… 193

索　引 ………………………………………………… 196

編集・執筆・図作成者 ………………………………… 208

運動機能解剖学
Functional Anatomy of Movement

1章
ヒト特有な運動を支える身体構造

　本書の目的は、ヒト特有の多種多様な身体運動を可能にしている身体構造を、容易に理解できるようにすることである。身体の構造に関する学問が人体解剖学である。それをヒトの進化という観点でとらえると、身体構造の特徴が見えてくる。ヒトの起源は、直立姿勢保持による二足歩行に辿り着く。その起源は約 700 万年前までさかのぼる（Roberts, 2011）。上肢で枝を握る樹上生活を営んでいた霊長類が、二足で地上に降り立ち、体幹と股関節を伸展して、直立二足歩行を始めた。その運動様式は、エネルギー効率を上げ、持久力を生かした、しかも道具を用いた集団での大型動物の狩猟を可能にした（渡辺, 1985）。樹上で枝を握っていた上肢が、移動の役割から開放され、その手を用いて道具を作り、それを器用に操作できるようになった。それらの変化を契機として、脳が大化し、それと関連して言語能力および学習能力の発達がもたらされた。すなわち、直立二足歩行の獲得、手の使用の習熟、および脳の発達が、人間としての独自の道を歩み始める三大特徴であるといえる。独自の道とは、文化を持ち、社会を形成することである（Harari, 2016）。

　次にヒトの身体構造の主な特徴についてまとめる。

① 足には、土踏まずのようなアーチ構造が形成された。アーチを構成する諸関節が、靭帯などによって強固に固定され、各種の運動時にも変形されない構造となった。それに伴って、衝撃吸収の役割を果たすようになった。また、下腿後面の筋の収縮力が、アーチ構造を介して足の前部に効率よく伝わり、短縮化した足指による蹴り出しを容易

にした。

②　下肢の骨は太く、長く、強固なつくりとなり、かつ真っ直ぐになった。大腿骨の骨幹は、正中線の方に若干傾斜し、歩行時の左右動が少なくなった。併せて、下肢の骨につく筋にも変化が生じた。下腿三頭筋は、下腿の骨の後面という、直立歩行にとって最も適した位置を占めるようになった。殿筋の中でも、股関節の伸筋である大殿筋が大いに発達し、中殿筋の２倍ものボリュームを持つようになった。大殿筋は大腿骨の後面に付着し、股関節の伸展に有効に作用する。中殿筋は大腿骨の側面に位置し、股関節の外転運動に寄与する。

③　骨盤は扁平で箱型のつくりとなった。骨盤は、内臓の重みを支えるとともに、歩行運動の確固たる支点となりうるように、安定性の高いがっちりとしたつくりとなった。さらに、二足歩行のための強力な筋である殿筋の付着部位を与える構造となった。

④　直立姿勢は、脊柱の弯曲に変化をもたらした。頸椎と腰椎はＣカーブ（前弯）を、胸椎は逆Ｃカーブ（後弯）を形成した。これは、肺を納める胸郭を前方に配し（後弯）、それを含む重い体幹を股関節の骨盤の直上に載せ（前弯）、重い頭を脊柱の直上に載せる（前弯）ための構造である。胸郭は、前後径よりも左右径の方が大きくなり、前後バランスをとるのに有利に作用している。腹部内臓の保護や腹式呼吸のために腹筋が、背方では脊柱を直立させるために背筋が強化された（藤原，1974; Hodge et al., 2013）。

⑤　直立に関係して、頭蓋骨と脊柱の結合関係が変化した。大後頭孔が頭蓋底の中央に来るようになった。それに伴って、頭蓋における脛部後面の筋の付着部が、下降し、狭くなり、後頭部の発達をもたらした。併せて、その筋の起始部にあたる椎骨の棘突起も退化した。さら

に、顔面の後縮化が生じ、前頭部が発達し、顔面頭蓋よりも脳頭蓋の方が大きくなった。顔面の後縮化は、食料摂取の方法の変化とも関連して、咬む力の弱化の結果としても生じたと考えられる。咀嚼筋は、側頭骨に付着しており、その付着面の縮小と下方への移動が、前頭部の発達に関係していると考えられる。食料摂取方法の変化は、犬歯の退化、歯の小型化、歯列の半円形化をもたらした。

⑥　四足で体重を支えて移動することから開放された上肢は、操作機能を向上させた。それは、一つには、上肢を体幹に連結する鎖骨と肩甲骨の自由度を上げる構造的変化による。他の一つは、手の母指とその他の指を対向させうるなどの、敏捷性と巧緻性に優れた手指運動を可能にした手の構造的変化による。

⑦　手指運動の習熟は、その運動に携わる筋の収縮の調節の発達に関係する。これは、筋を動かす命令を発して伝える神経系の発達、とりわけ命令を発する脳の発達をもたらした。それには、状況を把握する認知系と経験したことを記憶する機能の著しい発達が伴う。立位姿勢の保持も、前頭葉の機能である意志に基づいている。

〈参考文献〉

藤原知（1974）人体解剖学序説　―構造の特徴と意義―. 医歯薬出版，東京

Harari YN (2016) サピエンス全史（上）―文明の構造と人類の幸福. 柴田裕之（訳），河出書房新社，東京

Harari YN (2016) サピエンス全史（下）―文明の構造と人類の幸福. 柴田裕之（訳），河出書房新社，東京

Hodge PW, Cholewicki J, Van Dieën JH (2013) Spinal Control: The Rehabilitation of Back Pain –State of the art and science-. Elsevier, Amsterdam

Roberts A (2011) Evolution The Human Story. DK, UK.

渡辺仁（1985）ヒトはなぜ立ちあがったか．東京大学出版会，東京

2章
身体運動の解剖学的表記

　基本的姿勢と運動の方向を表すためには、座標軸を規定する必要がある（図1）。上・下は重力の方向で定まり、重力の方向が「下」、その反対が「上」である。ヒトでは立位が基準姿勢となっているため、より頭頂に近い方が「上」、より足底に近い方を「下」とする。前・後は進行方向で定まり、主たる進行方向を「前」、その反対方向を「後」とする。ヒトでは、腹側が前、背側が後となる。上・下と前・後が定まることによって左・右が定まる。正面を南側に向けた時の西側を「右」とする。

　身体運動の多くは、基準となる姿勢からの変化として表現される。立位姿勢で顔面を表面に向けて、両上肢を体側に下垂して手掌を体側に向け、下肢は平行、踵を密着させてつま先を軽く開いた直立位を基本的立位肢位という（図2-A）。基本的立位肢位から手掌を前方に向けた直立位を解剖学的立位肢位という（図2-B）。機能的解剖学においては、この姿勢からの変位として身体運動を表す。

　空間におけるある点の運動軌跡の位置を表現するために、3次元座標が用いられる（図1）。3つの面を規定し、身体の各分析の運動と3つの面との関係で運動の方向を記載する。身体内部に想定される重心点を通る相互に直角な3つの面を、身体の基本面という。基本矢状面（正中矢状面）は、身体を前から後に通り、左右を2分する垂直面である。正中面とも呼ばれる。基本前額面は、身体を前後に2分する垂直面である。基本水平面は、自然の水平面と平行で、身体を上下に2分する面である。これらの面に平行する面を、それぞれ矢状面、

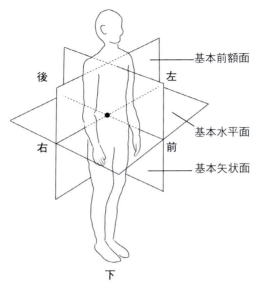

図1　座標の軸と面

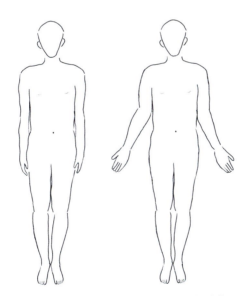

A 基本的立位肢位　　B 解剖学的立位肢位

図2　基準姿勢

2章　身体運動の解剖学的表記　　11

前額面、水平面という。

　解剖学では、上下・前後・左右以外にも、以下の対をなす用語が方向ないし位置関係を示すために用いられる。内側および外側は、正中矢状面との位置関係を示す。内側は正中矢状面に近いほう、外側は遠いほうである。内側および外側は四肢の運動の初期位置によって変わるので、上肢では橈側および尺側がしばしば用いられる。これに対して内および外は、身体の中心との位置関係、あるいは器官の表面と内部との別を指す。内は身体ないし器官の中心に近いほう、外は遠いほうである。その中心部からみて、表層に近い方を浅、中心部に近い方を深という場合もある。四肢では、体幹との付着部に近い方を近位、その反対の方を遠位という。

〈参考文献〉

Calais-Germain B（2014）Anatomy of Movement revised edition. Eastland Press, Seattle

江藤誠治（1991）別巻 1 人体計測法 (人類学講座). 雄山閣出版，東京

森於菟，小川鼎三，大内弘，森富（1968）解剖学第 1 巻. 金原出版，東京

中村隆一，齋藤宏，長崎浩（2012）基礎運動学第 6 版補訂. 医歯薬出版 , 東京

坂井建雄（2017）標準解剖学. 医学書院，東京

3章
関節運動の種類

関節運動の種類について分類する。関節運動は、屈曲・伸展、内転・外転、回旋、回内・回外などに分類される。

屈曲は、身体の2つの部分を180°より小さい角度に接近させる運動であり、これとは正反対の方向への運動が伸展である（図1）。体の大部分では屈曲は前方へ、伸展は後方への運動であるが、下肢の膝より下の部分では方向が逆になる。また、身体の部位により別名がある。手では、手全体や手指をてのひら側に屈曲する運動を掌屈といい、その反対に手背側へ反らせる運動を背屈と呼ぶ（図2）。足では、足部を足背の方へ屈曲する運動を背屈、その反対につま先を伸ばす運動を底屈という。

内転は、体幹の中心軸もしくは正中矢状面を基準として、上肢や下肢をこれに近づける運動であり、外転はこれから遠ざける運動である（図3）。手の指については第三指、足の指では第二指を基準として、他の指をその方へ接近させる運動を内転、遠ざける運動を外転という。

回旋は、身体部位の長軸のまわりを回転する運動である。水平面において、身体部位を外方に回転する運動を外旋、内方に回転する運動を内旋という（図4）。体幹および頸部では外旋・内旋とは呼ばず、単に右回旋・左回旋と呼ぶ（図5）。

回内は、解剖学的立位肢位から、手掌面を後ろ向きにする運動であり、その反対の運動を回外という。解剖学的立位肢位は手掌面が正面を向いており、この状態を回外位、手掌面が後方を向いた状態を回内位という（図6）。足部では、足底を内方に向けて母指側を反り上げる

14　運動機能解剖学

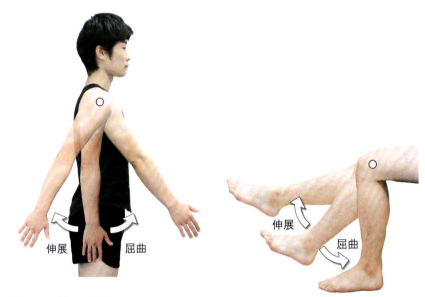

図1　屈曲・伸展

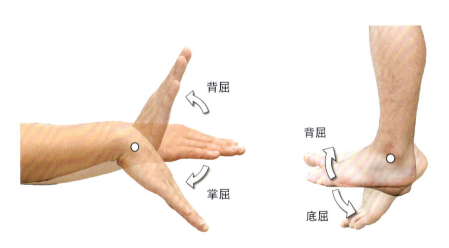

図2　手関節背屈・掌屈、足関節背屈・底屈

3章　関節運動の種類

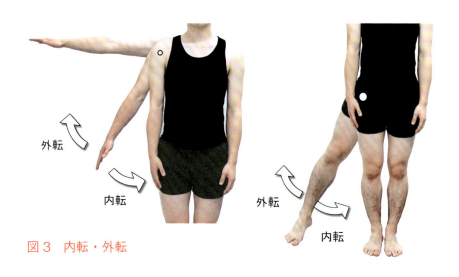

図3 内転・外転

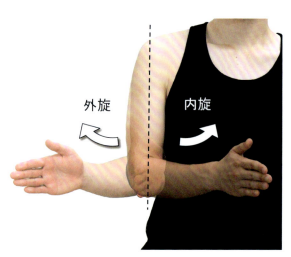

図4 肩関節外旋・内旋

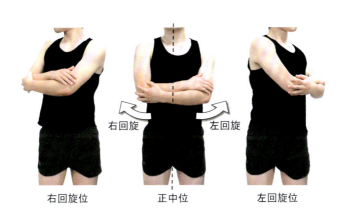
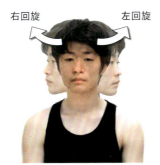

図5 体幹回旋、頸部回旋

運動を内反（回外）、その反対に、足底を外方に向けて小指側を反り
上げる運動を外反（回内）という（図6）。

〈参考文献〉
江藤誠治（1991）別巻1 人体計測法 (人類学講座). 雄山閣出版，東京
坂井建雄，宮本賢一，小西真人，工藤宏幸（2008）カラー図解　人体の正常
　　構造と機能　X運動器　改訂第2版. 日本医事新報社，東京

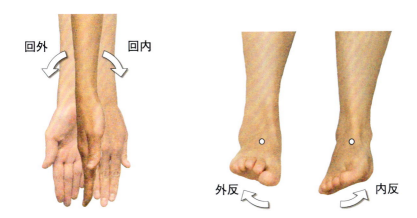

図6　前腕回外・回内、足部外反・内反

4章
足と足関節

　人類の祖先が生活の場を樹上から地上に移行したとき、体重を支える機能が下肢のみにゆだねられた。それに伴って、体幹を垂直に保っての直立二足歩行という、ヒト特有のロコモーション様式を獲得した。その適応的特徴が、強靭さと柔軟性を兼ね備えた足のアーチ構造（足弓）に顕著に表れている。それは、全体重を足の前後に適度に分散することによって安定性が確保され、かつ運動の相に応じて足の各関節がダイナミックに動くというものである。その運動は、歩行における推進力を生むための底屈が主であり、それにわずかな外・内反が加わった。一方、足指は、手指のような操作機能がほとんど失われ、屈曲運動が主となった。

1. 足を構成する骨

　足は、一般的に、後足、中足、前足の３つの部位に分けられる（図1）。後足部は、距骨および踵骨からなり、主に接地時の衝撃吸収の役割を担う。中足部は、舟 状 骨、立方骨および内側・中間・外側楔 状 骨からなる。この部位で前・後足部に対する捻転運動が生じ、足底のダイナミックな接地を可能にしている。前足部は中足骨および指骨からなり、前方への荷重分配とキック機能をはたす。この後足部と中足部を構成する骨を合わせて、足根骨と呼ぶ。距骨と踵骨は近位足根骨、他の５つの足根骨は遠位足根骨とも呼ばれる。

　足の骨の名称と配列を、図2〜5 に示す。踵骨には、次のような特徴的形状が認められる。底面には、横並びの２つの突起（内側突起、

20　　運動機能解剖学

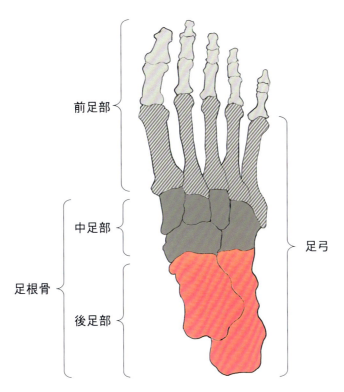

図1 足部の区分け

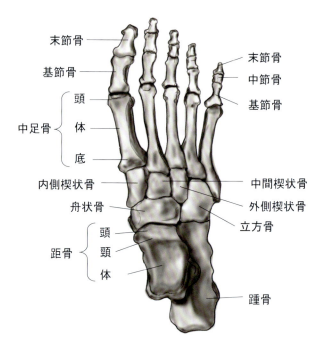

図2　足部背側面

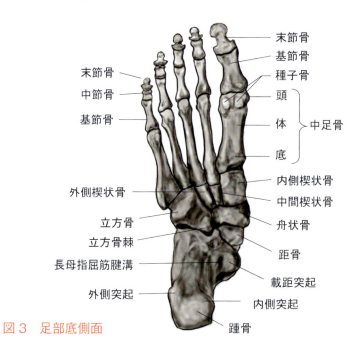

図3　足部底側面

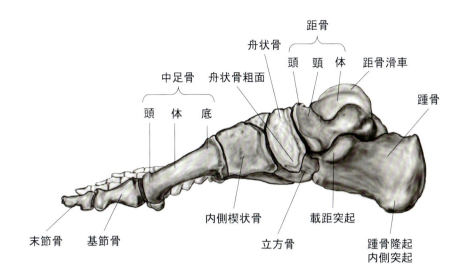

図4　足部内側面

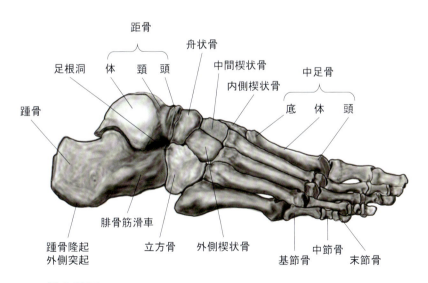

図5　足部外側面

4章　足と足関節

外側突起）をもつ踵骨隆起があり、この部位が接地部となる。内側には載距突起という距骨を支える突起がある。その下面には大きな窪みが広がり、足底に向かう屈筋腱、神経、血管が通る。距骨は、体部、頸部、頭部に分けられる。大きな特徴として、筋の付着部が存在しないことが挙げられる。舟状骨には、内側に触知可能な舟状骨粗面がある。立方骨は、近位部の立方骨棘が踵骨下方に入り込み、後述する外側縦足弓を補強する。楔状骨は、3つの楔状を呈する短骨であり、それぞれ内側・中間・外側楔状骨と呼ぶ。中足骨は、5つの管状骨（第一～第五）からなり、近位部を底、骨間部を体、遠位部を頭と呼ぶ。母指の中足骨頭（第一中足骨頭）の下面には、1対の種子骨があり、接地点となる。指骨も管状骨であり、基節骨、中節骨、末節骨からなるが、母指では中節骨を欠く。

2. 足弓 (アーチ構造)

　足根骨と中足骨によって構成される、前後・内外側方向のアーチ構造を足弓と呼ぶ。これは半ドーム型になっており、その内側が作るアーチを内側縦足弓、外側が作るアーチを外側縦足弓と呼び、遠位足根骨が中心となって作る内外側方向のアーチを横足弓と呼ぶ（図6）。縦足弓は、内側が外側に比べて極めて高い。アーチ構造によって、距骨に加わる荷重を踵骨隆起と各中足骨頭に分配し、立位保持や歩行の安定性を確保している。足部の関節構造から、体重分配の方法は、大きく2系統に分類できる（図7）（藤原, 2011）。1つは距骨－舟状骨－楔状骨－第一～三中足骨であり、もう一方は距骨－踵骨－立方骨－第四～五中足骨である。一般的には、体重は踵部、第一と五中足骨頭部の3点で支持されると言われている（中村ら, 2008）。実際には、

24　　運動機能解剖学

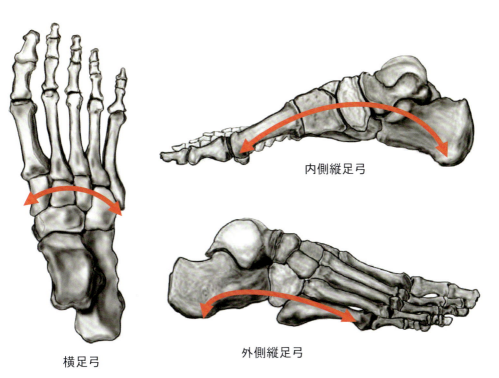

横足弓 内側縦足弓 外側縦足弓

図6　アーチの構造

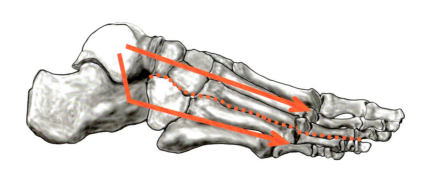

図7　体重の分配

4章　足と足関節

中足骨の骨頭部全体が接地し、第二・三中足骨頭の中間に圧力のピークを有している（図8）（藤原, 2011）。そのピーク位置には、大きな個人差が存在する。さらに足弓の外側縁は、ほぼ全体が接地している。足弓の骨は、多くの靱帯などの軟部組織によって強固に連結されている。特に底側踵舟靭帯、長足底靭帯、足底腱膜は、足弓の維持に強く寄与している（図9）。それに指骨や足根骨に停止する足底の筋の作用が加わり、足弓は運動時の緩衝・反発装置として働く。足指の伸展による足底腱膜やこれらの筋群の伸長は、アーチ構造を強固にする。これを、巻き上げ機構（ウィンドラス機構）と呼ぶ（図10）（Neumann, 2012）。この機構によって、つま先立ちや、歩行の立脚中期～終期において、足部の安定性が高められる。また、足底に向かう屈筋腱、神経、血管が、足関節後内側面と屈筋支帯で形成される足根管を通り遠位足底へ走行するが、足弓はそれらを保護する役割も担っている。

　アーチ構造の低下、すなわち偏平足と呼ばれる足部の状態は、舟状骨の高さが低下していることで示されることが多い。これには、後足部に対する中足部と中足骨の回外が伴うことが多い（Neumann, 2012）。

3. 足の関節構造と機能

　足を構成する骨の間には、以下に示したような多くの関節が存在する。その関節構造は、足弓と足指では大きく異なっている。足弓内の関節は、足指に比べて強固に固定されている。

　距骨下関節（距踵関節）は、距骨下面と踵骨上面の間の関節である（図11）。その関節の外側前方には、足根洞と呼ばれる大きな溝が存在し（図5）、その洞内には、距骨と踵骨を連結する骨間距踵靭帯

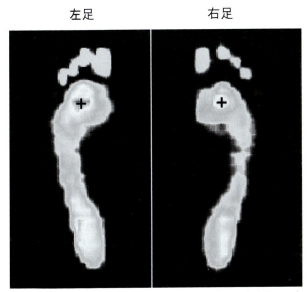

＋：中足骨骨頭部の最大加圧点

図8　中足骨骨頭部の最大加圧点（藤原, 2011）

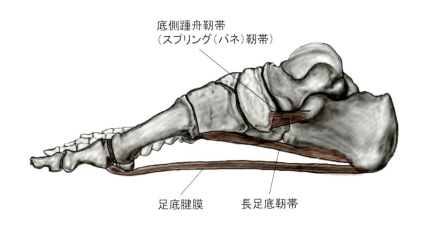

図9　アーチの維持にかかわる靭帯

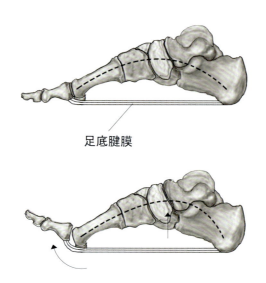

図 10 巻き上げ機構（ウィンドラス機構）

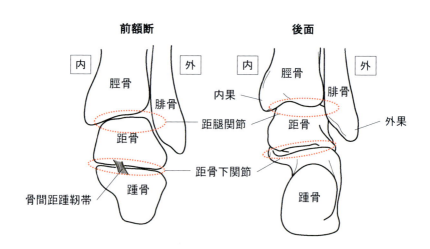

図 11 距骨下関節、距腿関節、骨間距踵靱帯

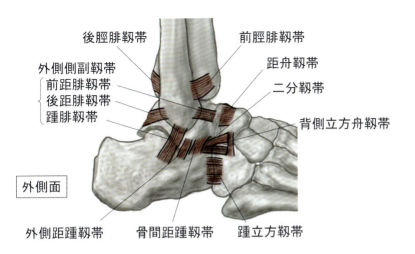

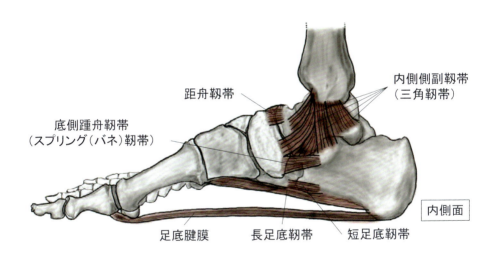

図12 足関節の靱帯（外側側副靱帯、内側側副靱帯）

が存在する（図11・12）。距骨下関節は足根骨の関節の中でも比較的可動性が高く、内転・外転運動と内反（回外）・外反（回内）運動が可能である。

　中足部と後足部を分ける関節を横足根関節（ショパール関節）と呼ぶ（図13）。横足根関節を補強する二分靭帯が、踵骨からＹ字状に分かれ、立方骨と舟状骨の背側に付着している（図12）。横足根関節のうち、距骨頭、踵骨、舟状骨の間を距踵舟関節、踵骨と立方骨の間を踵立方関節という。距踵舟関節では、距骨頭部下方が踵骨および底側踵舟靭帯と、距骨頭部前方が舟状骨と関節を成す。底側踵舟靭帯（スプリング靭帯またはバネ靭帯）が、踵骨の載距突起と舟状骨を連結し、距骨頭を下から覆い、関節窩の一部を成している（図9）。横足根関節は、長足底靭帯と短足底靭帯の２つによって、底側から補強されている（図12）。この関節では、内反（回外）と外反（回内）の運動が起こる。

　中足部の遠位足根骨が、それぞれ隣接する骨との間につくる関節は、遠位足根間関節と呼ばれ、集合体とみなされる（図13）。横アーチを形成し、中足部の安定性に寄与する。

　内側・中間・外側楔状骨および立方骨と、第一〜五中足骨底との関節を総称して、足根中足関節（リスフラン関節）と呼ぶ（図13）。それらは、平面関節である。この関節により前足部と中足部に分けられ、前足部の基部関節としての役割を果たす。その可動性は、第二・三足根中足関節の方が、第一・四・五足根中足関節に比べて小さい。特に第一足根中足関節は大きな可動性を有し、歩行時の運動角は約10°となる。第二中足骨底は、内側・外側楔状骨の間に挟まれており、第二中足骨の左右方向の安定性が高くなっている。

　隣接する中足骨底同士が形成する平面関節を、中足間関節と呼ぶ（図

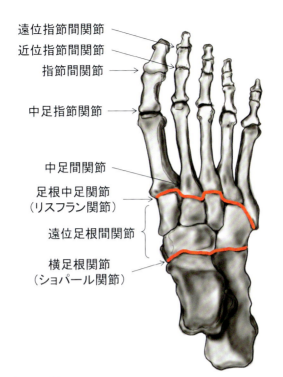

図13　足部の関節

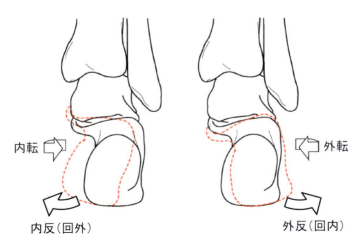

図14　足部の関節の運動様式

4章　足と足関節　　31

13)。それは、底側・背側中足靭帯と足根中足靭帯によって連結されている。

第一〜五の中足骨と基節骨の間の球関節を、中足指節関節と呼ぶ（図13)。この関節は、内・外側の側副靭帯、底側靭帯、深横中足靭帯によって連結されている。この関節では、屈曲と伸展、および第二指を中心とした内転と外転が生じる。大きな伸展可動域を持ち、つま先立ち時にその伸展運動が特に母指で顕著にみられる。

第二〜五の基節骨と中節骨の間の関節を近位指節間関節、中節骨と末節骨の間の関節を遠位指節間関節と呼ぶ（図13)。母指に限っては中節骨が存在しないため、基節骨と末節骨の間の関節を指節間関節と呼ぶ。近位指節骨が凸型、遠位指節骨が凹型となっている。これらの関節周囲に、側副靭帯や関節包も存在しているが、小さい関節のためそれらは明確でない。この関節では、屈曲と伸展が生じる。

4. 足部の関節の運動様式

足根部の関節の運動は、内反（回外）と外反（回内）、内転と外転が主である（図14)。これらの運動はいずれも小さいが、内反・内転、あるいは外反・外転というように組となって、複合的に生じる。日本では、この複合運動を「内がえし」、あるいは「外がえし」と呼んでいる。この運動は、歩行時に、主に距骨下関節と横足根関節で認められる。歩行の片足支持期に認められる「あおりあし」運動では、内反・内転と外反・外転が連動する。一側足底面内での体重移動は、踵部から始まり外側面を後方から前方へ、次に中足骨頭部の前内側へ進み、足指、主に母指へと移動する。このとき、足部外側が軸となって外反（回内）していくことで、歩行の推進力を保ちつつ、体重心を反対側下肢へ移

動する。

5. 足関節（距腿関節）の関節構造と機能

　足関節（距腿関節）は、脛骨、腓骨、距骨によって構成される。脛骨内側部と腓骨の遠位端は下方に突出しており、それぞれを内果と外果と呼ぶ（図11）。距骨体は前に広く後ろに狭い楔型をしており、その上面を距骨滑車と呼ぶ（図4）。距骨滑車は、足関節の関節頭として、脛骨と腓骨の遠位端が作る関節窩にはまり込む。その関節の形状から、足関節は蝶番関節（らせん関節）に分類される（図11）。

　足関節には、その内・外側に多くの靭帯があり、それらによって内・外側への過度な運動が制限される。それぞれを内・外側側副靭帯とよぶ（図12）。内側側副靭帯は、その三角形の形に基づいて三角靭帯とよばれ、外反を制限する。この靭帯は内果から舟状骨、載距突起、および距骨の後部に付着している。外側側副靭帯は、前距腓靭帯、踵腓靭帯、後距腓靭帯から成り、内反を制限する。それぞれ腓骨端から距骨頸、踵骨、距骨体に付着している。前距腓靭帯は、底屈を伴う足関節の過剰な内反あるいは内転によって損傷しやすい。外側に比べ内側の靭帯は非常に強力である。

6. 足関節の運動様式

　足関節では底屈と背屈が可能である。その運動軸は、距骨の体部から腓骨端を通っている（図15）。足では、踵から第二指をつなぐ線を、形態上の基準線としている（図15）。この基準線に対して、距骨の長軸は前内側、距骨滑車は前外側に向いている。内果は外果の前方に位置しており、足関節の底背屈の運動軸は完全な水平 - 前額軸とはなら

4章　足と足関節　33

ない。そのため足底は、背屈時にやや外側に向き、底屈時にやや内側に向く。中間位で静止する場合は、足関節の運動軸が水平 - 前額軸に対して 16°の toe out を形成する（図 15）。

　背屈運動においては、距骨体前方の広い部分が関節窩に上がってきて腓骨を上行させ、腓骨 - 脛骨の隙間を広げる（図 16）。そのため背屈位では関節の安定性が高い。底屈運動においては、距骨体部後方の狭い部分が関節窩に面するため、軽度の側方への動き（関節の遊び）が生じる。この底屈位では関節は不安定であり、靱帯にその支持をゆだねることになる。

7. 足の運動に関わる筋

　足部の筋は、内在筋（固有筋）と外在筋（外来筋）に大別される。内在筋は、足に起始・停止を有し、隣接する足骨間を走行する。外在筋は、大腿骨、脛骨、ないし腓骨に起始し、腱を介して足骨に停止する。

1) 内在筋

　内在筋は、足背の筋と足底の筋に分類され、さらに足底の筋は浅層から深層の 4 層と内側、中央、外側の筋に分類してみることができる。足背の筋には、短指伸筋がある（図 17）。起始は踵骨の背面・前上外側であり、4 つの筋体に分かれる。その筋の最内側の腱は、第一基節骨に停止し、残りの腱は長指伸筋腱と融合して第二～四指節骨に停止する。第一基節骨（母指）へ向かうものを特に短母指伸筋と呼ぶことが多い。この筋は、長指伸筋とともに、第一～四指節骨の背屈に寄与する。

　足底の筋は、最表層（第 1 層）から最深層（第 4 層）までの 4 層

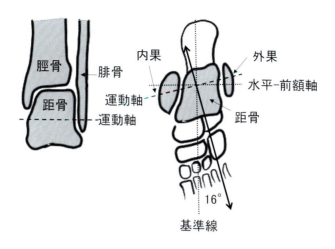

※足関節中間位の場合

図15　足関節の果間関節窩と距骨の関係(Cailliet〈1998〉より引用改変)

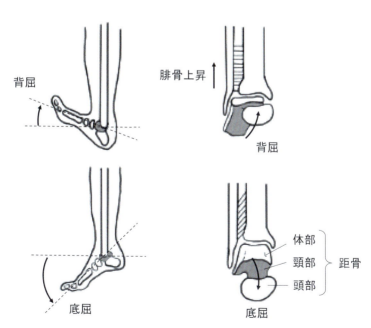

図16　果間関節窩内での距骨の動き(Cailliet〈1998〉より引用改変)

4章　足と足関節

に分けられる。第1層には、母指外転筋、短指屈筋、小指外転筋が位置する（図18）。母指外転筋は、踵骨内側面の踵骨隆起より起始し、第一基節骨内側に停止する。この筋は、内側足弓を活発に支えて、「外反母指」にならないように、母指の位置を正しく維持する補助をする。短指屈筋は、踵骨隆起の後ろ下方より起始し、4つに分かれて、第二〜五中節骨側面に停止する。それぞれの腱は、長指屈筋腱が末節骨へ抜けられるように、二又に分かれている。この筋は、第二〜五中節骨と基節骨の底屈に寄与する。小指外転筋は、踵骨後下方より起始し、第五基節骨底の外側に停止する。小指の外転と底屈に寄与し、外側縦足弓を支える。

第2層には、虫様筋と足底方形筋が位置する（図19）。虫様筋は、4つの小さい筋で、長指屈筋腱から背側の長指伸筋腱に走行する。この筋は、主に他の足指の筋の働きを微調整する。足底方形筋は、踵骨内側面と踵骨隆起の外側突起より起始し、長指屈筋腱が4つの帯に分かれる部位の近くの長指屈筋腱の外側縁に停止する。この筋は、長指屈筋腱が足指を屈曲するのを補助するとともに、長指屈筋がより足指の軸に近づくように引く働きをする。

第3層には、短母指屈筋、母指内転筋、短小指屈筋が位置する（図20）。短母指屈筋は、立方骨と外側楔状骨の足底面および後脛骨筋腱より起始し、2つに分かれた腱が第一基節骨底の両側に停止する。この筋は、母指の屈曲に寄与する。母指内転筋は、2つの頭を持ち、斜頭は第二〜四中足骨底と長腓骨筋の腱鞘より起始し、横頭は第三〜五中足指節関節より起始する。この2つの頭は融合して第一基節骨底外側に停止する。この筋は、母指を内転するように働き、その働きが強すぎると、母指が異常に外転する「外反母指」の原因となる。短小

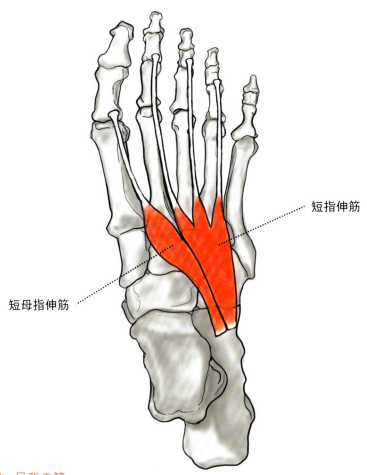

図17　足背の筋

4章　足と足関節　37

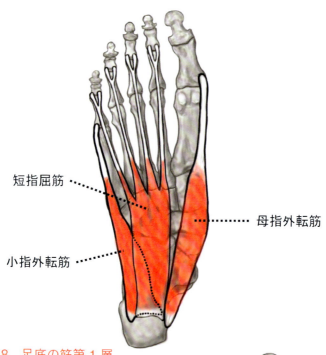

図18　足底の筋第1層

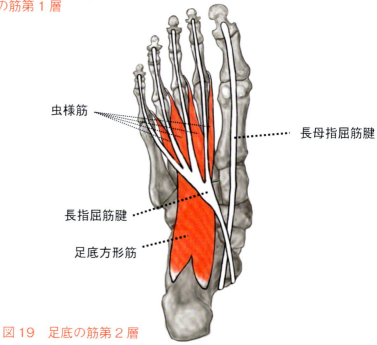

図19　足底の筋第2層

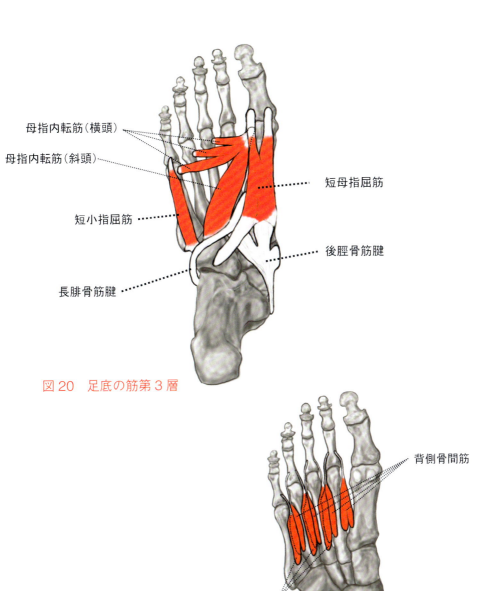

図20　足底の筋第3層

図21　足底の筋第4層

4章　足と足関節　39

指屈筋は、第五中足骨底と長腓骨筋腱より起始し、第五基節骨底に停止する。この筋は、小指の底屈に寄与する。

　第4層には、骨間筋が中足骨の間に位置する（図21）。背面に近い部位に4つの背側骨間筋が、底面に近い部位に3つの底側骨間筋が位置する。背側骨間筋は、第一〜五中足骨の内外側より起始し、第二〜四指背腱膜と基節骨底に停止する。この筋は、第二〜四指の外転と中足指節関節の屈曲に寄与する。底側骨間筋は、第三〜五中足骨の内側面より起始し、第三〜五指の指背腱膜と基節骨底に停止する。この筋は、第三〜五指の内転と中足指節関節の屈曲に寄与する。

2) 外在筋

　外在筋は、後部、外側部、前部の筋に分類してみることができる。

　後部の最表層には腓腹筋が、その下層にはヒラメ筋が位置する。その2つを合わせて下腿三頭筋と呼ぶ（図22）。この筋は、名称の如く3つの頭を有する、その両筋がアキレス腱を介して踵骨の後面に停止する。ヒラメ筋は、脛骨と腓骨の後上方より起始する。腓腹筋の2頭は、大腿骨遠位後方の内側顆後面と外側顆後面より起始する。下腿三頭筋は足関節の底屈に働き、それに内反も伴う。加えて、腓腹筋は膝関節の屈曲にも寄与する。

　後部の最深層には、長指屈筋、後脛骨筋、長母指屈筋が位置する（図23）。これらの腱は、屈筋支帯によって内果の後方に固定される。長指屈筋は、脛骨後面の内側より起始し、内果と載距突起後方を走行し足の底面を通り、第二〜五末節骨底に停止する。この筋は、第二〜五指節骨の屈曲、足関節の底屈および足弓の保持に寄与し、内反／内転運動を補助する。後脛骨筋は、脛骨、腓骨、骨間膜の後上方より起始し、

40　　運動機能解剖学

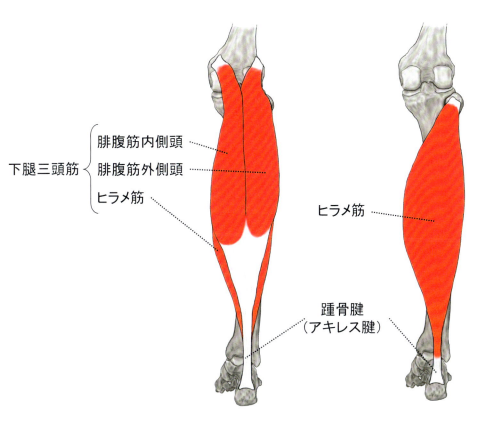

図22　下腿三頭筋

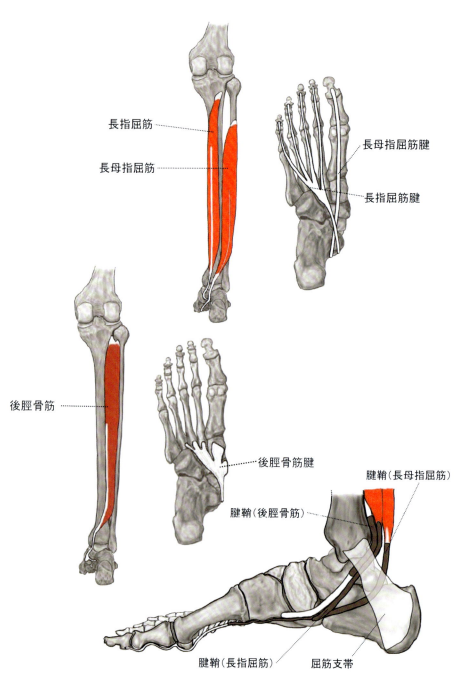

図23 長指屈筋、後脛骨筋、長母指屈筋

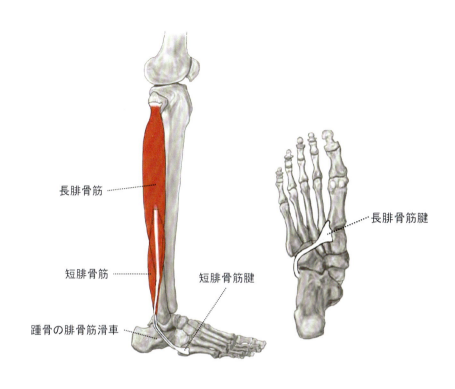
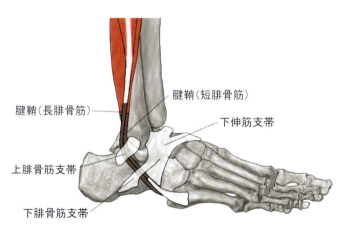

図24 長腓骨筋、短腓骨筋

内果後方を通り、載距突起前方を走行する。主に舟状骨粗面と隣接する内側楔状骨に停止する。足関節の底屈・内反／内転、内側縦足弓の保持に寄与する。長母指屈筋は、腓骨後面と骨間膜より起始し、内果後方を通り、距骨後方の溝を走行して載距突起の裏を通り抜け、足の底面に沿いながら第一末節骨底に停止する。母指の屈曲、足関節の底屈と内反／内転、内側縦足弓の支持に寄与する。

　外側部には、長腓骨筋と短腓骨筋が位置する（図24）。2つの腓骨筋腱は、腓骨筋支帯によって外果後方に固定される。長腓骨筋は、腓骨頭と腓骨の上外側面より起始し、外果の後方を通り、踵骨の腓骨筋滑車下方、立方骨底面を走行する。内側楔状骨と第一中足骨底部に停止し、足の外反と底屈に寄与する。短腓骨筋は、腓骨の下外側面より起始し、外果の後方から踵骨の腓骨筋滑車上方を通り、第五中足骨基底部に停止する。長腓骨筋と同様に足の外反に寄与し、加えて底屈と外転を補助する。この2筋が共同して働くことで、外側縦足弓を補強し、支えることができる。特に、片足立ちやつま先立ちでは足関節の側方バランスの保持に寄与する。また、後脛骨筋と長腓骨筋の腱は、足底の両側面から中央部で交わるように走行しており、足弓を支える役割を担う。

　前部には、前脛骨筋、長母指伸筋、長指伸筋、第三腓骨筋が位置する（図25）。これらの筋の腱は下腿および足部の前方を走行し、伸筋支帯（上伸筋支帯、下伸筋支帯）によって固定される。前脛骨筋は、脛骨の外側面と付近の骨間膜より起始し、伸筋支帯の下を通って内側楔状骨内側面と下面、および第一中足骨底に停止する。この筋は足の背屈に最も寄与し、加えて内反にも関わる。長母指伸筋は、腓骨中央内側面と骨間膜より起始し、伸筋支帯の下を通って第一末節骨底に停止す

44　　運動機能解剖学

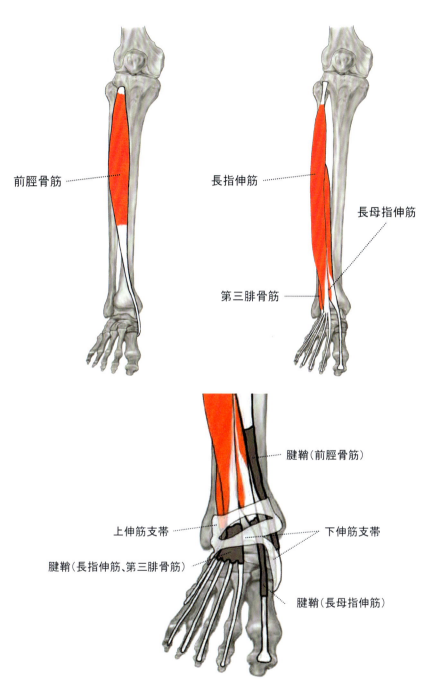

図25 前脛骨筋、長母指伸筋、長指伸筋、第三腓骨筋

る。母指の伸展と足関節の背屈に寄与する。長指伸筋は、脛骨外側顆、腓骨内側面より起始する。長指伸筋の腱は、伸筋支帯の下を通ったのちに4つに分かれ、第二〜五指へと伸びていく。それぞれの腱はさらに内外側・中央の3つに分かれ、その内外側の2つは中節骨の両側に、中央の1つは末節骨基部に停止する。この筋は、第二〜五指節骨の伸展と足関節の背屈に寄与する。第三腓骨筋は、小さな筋で、人によってはこの筋は存在しない。腓骨内側下面より起始し、第五中足骨に停止して、足関節の背屈と外反に寄与する。

8. 足部外在筋の複合作用

　足関節を中心とした足の運動様式を取り上げ、それにかかわる外在筋を列挙した。足の関節運動軸の前・後方もしくは内・外側の、どの位置に筋が走行しているかによって、各筋の作用は異なってくる（図26）。

　底屈には、下腿三頭筋（腓腹筋、ヒラメ筋）、後脛骨筋、長腓骨筋、短腓骨筋、長母指屈筋、長指屈筋が関与する。これらの筋は、足の関節運動軸の後方を走行する。

　背屈には、前脛骨筋、長母指伸筋、長指伸筋、第三腓骨筋が関与する。これらの筋は、足の関節運動軸の前方を走行する。

　内反（回外）／内転（内がえしともいう）には、後脛骨筋、長指屈筋、前脛骨筋、長母指伸筋、長母指屈筋が関与する。これらの筋は、足の関節運動軸の内側を走行する。

　外反（回内）／外転（外がえしともいう）には、長腓骨筋、短腓骨筋、第三腓骨筋、長指伸筋が関与する。これらの筋は、足の関節運動軸の外側を走行する。

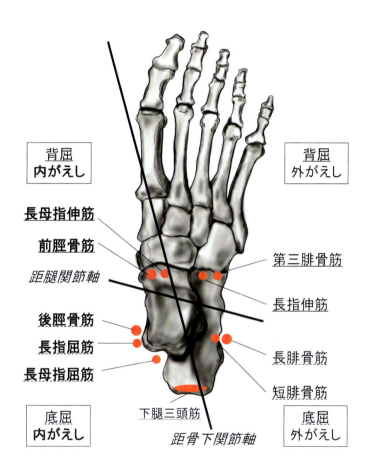

図26　足部外在筋の複合作用

足指の筋は、歩行時の足指の屈曲運動が主な働きである。母指を除く第二〜五指には、基節骨、中節骨、末節骨が存在し、それぞれの屈曲作用は長指屈筋、短指屈筋、短小指屈筋、背側・底側骨間筋によって主にもたらされる。短指屈筋腱は付着部で2つに分かれ、その間を長指屈筋腱が通り、末節骨で停止する。これらの腱は、中足指節関節前方から末節骨まで達する滑液鞘で包まれている。母指には、基節骨と末節骨が存在し、それぞれの屈曲作用は長母指屈筋と短母指屈筋によって主にもたらされる。短母指屈筋腱は付着部で2つに分かれ、その間を長母指屈筋腱が通り、末節骨で停止する。これらの腱は、中足指節関節前方から末節骨まで達する滑液鞘で包まれている。その他に、第二〜五指の屈曲を補助する筋は、底側・背側の骨間筋、虫様筋、足底方形筋である。母指のそれは、母指内転筋と母指外転筋である。このように、足部の筋（内在筋、外在筋）は、協同筋ないし拮抗筋として合目的に機能している。

9. 立位姿勢の安定性と足の筋活動

　物理的安定性は、支持基底面の広さによって評価することができる（中村ら，2008）。立位姿勢保持の安定性は、安静立位への復元力ともいえる。前後の有効な支持基底面の広さは、最前傾と最後傾における足圧中心位置によって評価できる（藤原ら，1982）。それによると、若年成人では最前傾位置は約80％FL（足長）、最後傾位置は約20％FL である。母指外転筋は母指の底屈にも作用する。最前傾姿勢を保持しているとき、母指外転筋は最大筋力の約76％の力を発揮する（藤原ら，1984）。最後傾姿勢を保持しているとき、最後傾姿勢で最大の筋活動量を示す前脛骨筋は、最大筋力の約50％の力を発揮す

る。有効支持基底面の前方の位置を規定しているのは、足指の屈筋群
の筋力であると考えられる。それに対して、後方の位置を規定してい
るのは、下肢筋力ではなく、足の骨格構造（踵骨隆起の位置）である
と考えられる。

　各種のスポーツにおいて、有効支持基底面の広さが問題となること
が多く、足指の屈曲力の強化が必要となる。

〈参考文献〉

Cailliet R (1998) 足と足関節の痛み　原著第3版. 萩島秀男 (訳), 医歯薬出版,
　　東京

Calais-Germain B (2014) Anatomy of Movement revised edition.
　　Eastland Press Inc., USA

Drake DL, Vogl AW, Mitchell AWM (2016) グレイ解剖学　原著第2版.
　　塩田浩平, 瀬口春道, 大谷浩, 杉本哲夫 (訳), 医歯薬出版, 東京

藤原勝夫, 池上晴夫, 岡田守彦, 小山吉明 (1982) 立位姿勢の安定性におけ
　　る年齢および下肢筋力の関与. 人類学雑誌 90(4): 385-400

藤原勝夫, 池上晴夫, 岡田守彦 (1984) 立位姿勢における足圧中心位置およ
　　びその規定要因に関する一考察. 姿勢研究 4(1): 9-16

藤原勝夫 (2011) 姿勢制御の神経生理機構. 杏林書院, 東京

水野祥太郎 (1973) ヒトの足の研究—いわゆる扁平足問題からの展開—. 医
　　歯薬出版, 東京

森於菟, 小川鼎三, 大内弘, 森富 (1968) 解剖学第1巻. 金原出版, 東京

中村隆一, 齋藤宏, 長崎浩 (2008) 基礎運動学第6版. 医歯薬出版, 東京

Neumann DA (2012) 筋骨格系のキネシオロジー　原著第2版. 嶋田智明,
　　有馬慶美 (監訳) 医歯薬出版, 東京

5章

膝関節

膝関節には、半月のような立位姿勢の安定性を高める多くの仕組みが備わっている。ヒト特有の各種の運動が、膝の屈曲運動によって、立位姿勢における高い重心位置を下方に急速に崩すことで、効率よく遂行される。また、膝の屈伸運動を利用して、パワフルな跳躍運動が遂行される。このような運動においても、膝蓋骨や十字靱帯などが運動効率や安定性を高めるように作用する。

1. 膝関節を構成する骨

膝関節は、大腿骨、脛骨、膝蓋骨によって構成される。大腿骨は、人体最長の骨である (図1)。骨幹部は大腿骨体と呼ばれる。骨体の後面には、粗線という筋の付着部が存在する。大腿骨の遠位端は2つの半球状に分かれており、それぞれ内・外側顆をなし、両顆の上側方の突出部を、それぞれ内・外側上顆と呼ぶ。後方には、両顆を分けている大きな窪み（顆間窩）が存在する。前方では、内・外側顆が融合し、この部位が膝蓋骨との関節面（膝蓋面）をなす。

脛骨は、下腿の2本の骨のうち、内側にある太い骨であり、大腿骨と関節する (図2)。脛骨の近位端は内・外側顆からなり、その上面は平らで幅広く、脛骨高原と呼ぶことがある。この部位は、顆間隆起によって二分される。脛骨の骨幹部近位前面には、突出した脛骨粗面が存在する。脛骨の骨幹後面には、斜めに走る粗い線が存在しており、ヒラメ筋線と呼ぶ。脛骨の遠位端には、内側に隆起があり、内果と呼ぶ。

50　　運動機能解剖学

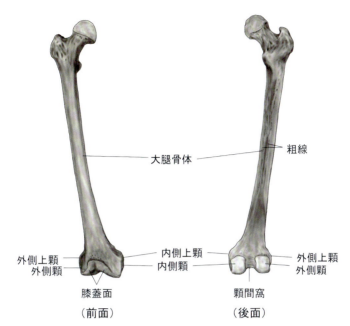

図1　大腿骨

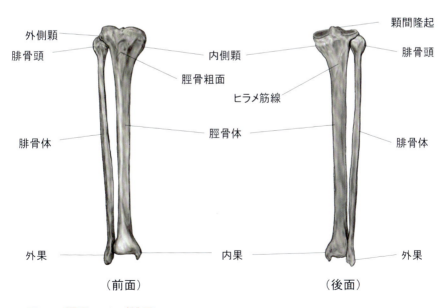

図2　脛骨および腓骨

5章　膝関節　51

脛骨の外側には腓骨がある。腓骨は膝関節を直接構成していないが、下腿骨間膜を通じて脛骨と一体化し、脛骨を支えている（図2）。腓骨近位端を腓骨頭といい、大腿二頭筋や外側側副靭帯の付着部となる。腓骨の遠位端は外果と呼ばれる。

膝蓋骨は、身体の中で最大の種子骨である（図3）。膝蓋骨の形状は逆三角形であり、上方の曲面を膝蓋骨底、下方を膝蓋骨尖と呼ぶ。膝蓋骨の関節面のカーブは、単一のものではなく、3つのカーブの集まりである。

2. 膝の関節構造と機能

大腿骨と脛骨の間の関節が脛骨大腿関節であり、大腿骨と膝蓋骨の間の関節が膝蓋大腿関節である。脛骨大腿関節は、蝶番関節の様相を呈する。また、大腿骨体の長軸は脛骨の長軸に対して 5 ～ 10° 外方に傾く（生理的外反）。すなわち脛骨大腿関節は、外側に 170 ～ 175° をなす（膝外側角）（図4）。膝外側角が 170° 以下の場合にX脚、180° 以上の場合に O 脚と呼ばれる。

膝関節は、大腿骨と脛骨の適合性が著しく悪く不安定である。これを、内側半月と外側半月、前十字靭帯と後十字靭帯、内側側副靭帯と外側側副靭帯が補う。関節前面には、大腿四頭筋腱（膝蓋腱）、膝蓋骨が存在する（図5）。

内側半月と外側半月は、大腿骨と脛骨の間に存在する線維性軟骨構造の円板である（図6）。内側半月は上からみると細い C 字に、外側半月は O 字に近い形である。2 つの半月は、前方に存在する膝横靭帯によってつながっている。内側半月は内側側副靭帯に付着しているのに対し、外側半月は外側側副靭帯との付着がない。そのため、外側

52　運動機能解剖学

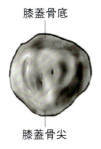
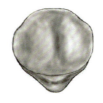
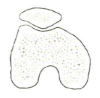

膝蓋骨底

膝蓋骨尖

前面　　　　後面　　　大腿骨との関節面
　　　　　　　　　　　　　での水平断

図3　膝蓋骨

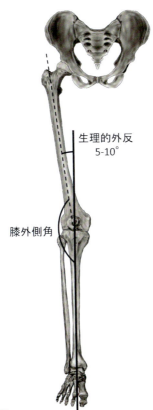

生理的外反
5-10°

膝外側角

図4　膝の生理的外反

5章　膝関節　　53

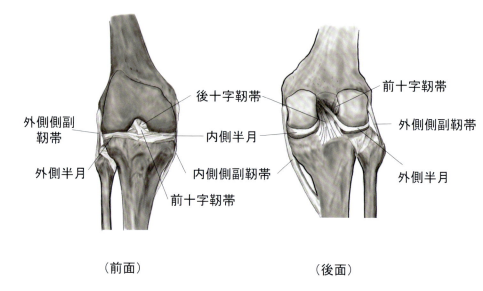

図5 膝関節の構造

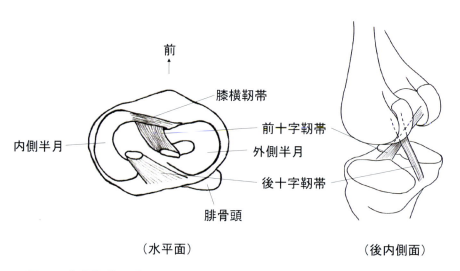

図6 十字靱帯の走行と半月. 左図は藤原(2011), 右図は Calais-Germain (2014)より引用改変.

半月は回旋運動が生じやすい。半月の主な機能は、脛骨大腿関節での緩衝作用である。その他に次のような機能を有する：運動中の関節の安定化、関節軟骨の潤滑、摩擦の減少、固有受容感覚の供給、膝の関節包内運動の誘導。

　内側側副靭帯は、大腿骨内側上顆から脛骨内側顆につき、外側側副靭帯に比べて幅が広く、内側半月と結合している。外側側副靭帯は、大腿骨外側上顆から腓骨頭につき、細い紐状で、半月との結合はない。側副靭帯は、膝関節伸展時に緊張し、屈曲時に弛緩して膝関節の回旋を可能にする。側副靭帯のおもな機能は、前額面における過度な膝関節運動を制限することである。膝関節伸展時には、内側側副靭帯の浅層部が外反（外転）力に対して抗力を発揮する。対照的に、外側側副靭帯は、内反（内転）力に対して抗力を発揮する。また、側副靭帯を形成している線維のほとんどは、膝関節の完全伸展時（ロック時）に引っ張られ、完全屈曲時よりも約 20 ％伸長する。

　十字靭帯は、脛骨への付着の仕方によって、前十字靭帯と後十字靭帯と名づけられている（図6）。両靭帯は厚く強靭で、膝関節を多方向に安定化させる。前十字靭帯は、大腿骨外側顆の後内面から斜め前内方に走り、脛骨前顆間区につく。後十字靭帯は、大腿骨の顆間窩前内側から斜め後外方を走り、脛骨後顆間区の外側につく。前十字靭帯は、後十字靭帯よりも長く、その比率は５：３である。前十字靭帯は、しばしば前内側線維束と後外側線維束とに分けられる。膝関節の矢状面上の全可動域にわたって、相対的に緊張状態にある線維もあるが、とくに後外側線維束内の線維は、膝関節が完全伸展に近づくにつれ、一層緊張する。後十字靭帯の大部分は、屈曲とともに緊張を増す。前十字靭帯は脛骨の前方への変位を防ぎ、後十字靭帯は後方への変位を防

いでいる（大腿骨の後方変位と前方変位）。両十字靭帯は、膝関節の顆間領域を走行しており、斜めに交差して配置されているため、膝の屈伸運動を妨げることはない。

膝関節は、股関節のような構造的安定性をある程度犠牲にしており、屈曲・伸展の大きな運動性を有している。それに伴い、膝関節は外傷を受けやすくなっている。内側側副靭帯と前十字靭帯は、とくに膝関節が過伸展位にあるか、あるいはそれに近い場合に受傷しやすい。膝関節伸展位では、多くの組織が緊張する。この靭帯の緊張状態は膝関節をしっかりと保護するが、さらに伸張されると損傷しやすくなる。

3. 膝関節の運動様式

脛骨大腿関節の運動は、矢状面での屈曲・伸展が主であり（図7）、屈曲時にのみ外旋と内旋が生じる。前額面での内・外転運動は他動的にのみ生じる。

膝関節の屈伸運動は、大腿骨の脛骨上の転がり運動と滑り運動との複合運動である。完全伸展位からの屈曲初期には、転がり運動だけであるが、徐々に滑り運動の要素が加わり、屈曲の最終段階には滑り運動だけになる。膝関節の屈曲角度は股関節の角度に依存しており、股関節屈曲位で大きく、伸展位では小さくなる。また、膝関節の完全伸展位は、伸展角度 180° を超える。

膝関節の随意的な外旋や内旋の運動は、膝関節が完全伸展位では不可能であり、屈曲位で靭帯に緊張がないときに可能となる。一般に、その運動の自由度は、膝関節屈曲角度の増加と共に増大する。外旋の可動域は内旋よりも大きく、ほぼ 2：1 の比率である。また、膝関節を伸展して、完全伸展位になる直前あるいは完全伸展位から屈曲を始

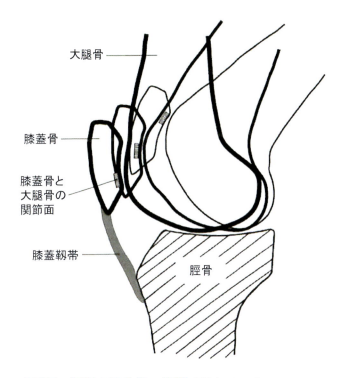

図7　大腿骨の運動と膝蓋骨の位置（藤原，2011）

める最初の時期に、大腿骨と脛骨の間にわずかな回旋運動が生じる。この運動は、膝関節のロッキング機構に関係して生じる不随意の運動である。

膝蓋大腿関節では、膝蓋骨の関節面と大腿骨の顆間溝との間に滑り運動が生じる。大腿骨上の膝蓋骨は、脛骨の運動中、固定された大腿骨の顆間溝に沿って滑る。反対に脛骨に対する大腿骨の運動では、大腿骨の顆間溝が固定された膝蓋骨に対して滑る。また、膝蓋骨の内面カーブは、単一のものではなく、3つのカーブの集まりであるところから、屈曲から伸展への曲面の移動が滑らかに行われる（図7）。この際、膝蓋骨の関節面は、伸展に伴って上極から下極へと移動する。

4. 膝関節のロッキング機構

膝関節はそれより上部の全体重を支える必要があり、立位で関節を伸展位に保つために必要な筋エネルギー量を減らすようなロッキング機構を有している。このロッキングには、膝関節の最終伸展角までの約30°の範囲において、脛骨に対する大腿骨の内旋が関与する。複合した大腿骨の伸展と内旋により、膝関節の全体的な接触面積が最大になり、さらに関連する靭帯が緊張する。これによって関節適合性が増加し、安定する。膝関節の回旋ロッキング作用は、歴史的には終末伸展回旋と呼ばれてきた。終末伸展回旋は、大腿骨内側顆の形状、前十字靭帯の緊張、大腿四頭筋のわずかな外側への牽引という3つの力学的因子で生じる（図8）。完全伸展した膝関節のロッキングを解除するには、膝窩筋の収縮によって大腿骨がわずかに外旋する必要がある（Patel et al., 2004）。

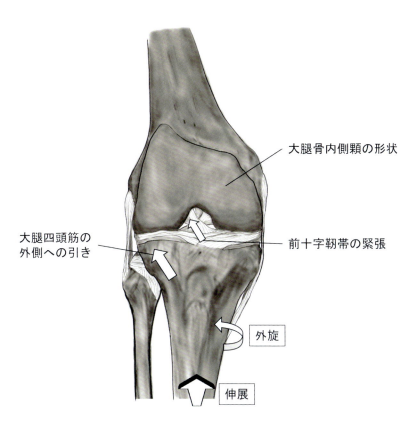

図8　終末伸展回旋の力学的要因

5. 膝関節運動に関わる筋

膝関節の運動に関わる筋は、大部分が二関節筋であり、股関節や足関節の運動にも関与する。膝関節の固有筋は、膝窩筋のみである。前面には、大腿四頭筋（大腿直筋、内側広筋、中間広筋、外側広筋）、縫工筋、後面には、大腿二頭筋、半膜様筋、半腱様筋、膝窩筋、腓腹筋、内側面には、薄筋が存在する。

1) 膝関節の伸展運動に関わる筋

大腿四頭筋の４つの筋（大腿直筋、内側広筋、中間広筋、外側広筋）は、それぞれ異なる部位から起こり、結合して一つの腱（遠位の大腿四頭筋腱）を形成し、膝蓋骨の底部と側面に付着する（図9）。大腿四頭筋腱は、遠位では膝蓋腱として続き、膝蓋骨尖から脛骨粗面に付着する。大腿直筋は、２頭からなり、下前腸骨棘および寛骨臼上縁から起こり、膝蓋骨の底および脛骨粗面に停止する。内側広筋は、大腿骨の転子間線の下部および大腿骨組織の内側縁から起こり、膝蓋骨の内側縁と上縁、さらに中間広筋の停止腱に停止する。中間広筋は、大腿骨体の前面から起こり、膝蓋骨の底に停止する。外側広筋は、大転子の外側面、大腿骨粗線の外側唇から起こり、膝蓋骨の外側と上縁、および中間広筋と大腿直筋の停止腱に停止する。

大腿四頭筋のうち、広筋群は膝関節伸展に作用するが、大腿直筋は二関節筋であり、股関節屈曲および膝関節伸展に作用する。大腿四頭筋の等尺性活動は、膝関節を安定させ保護するのを補助する。その求心性活動は、膝伸展方向へ脛骨または大腿骨を加速し、身体重心の上昇を可能とする。そして遠心性活動によって膝関節の屈曲を減速し、身体重心の下降率を制御することが可能となる。また、大腿四頭筋の

60　　運動機能解剖学

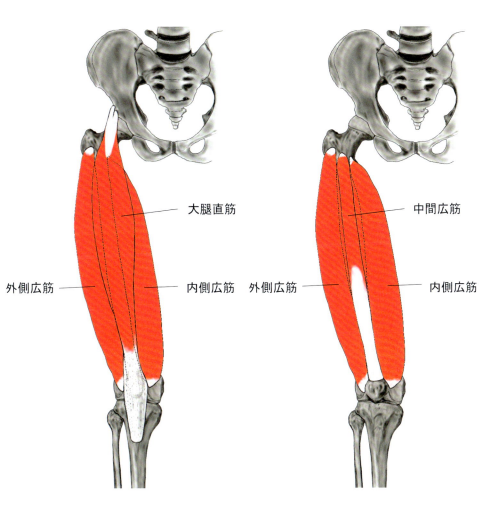

図9　膝関節伸筋

5章　膝関節　　61

運動方向を一定にするために、膝蓋骨が滑車としての役割を果たす。すなわち、膝の生理的外反により、大腿直筋が収縮すると膝蓋骨は外方に牽引される。この作用に対抗するのは内側広筋であり、伸展の最終局面で強く働く。軽度の前傾姿勢から後傾姿勢へと変化させると、大腿四頭筋の収縮により膝蓋骨が約 9 ± 2.5 mm 上方に移動する（藤原, 2011）。この移動が後傾姿勢の位置情報として重要な働きを果たすことが報告されている（図 10）。

2) 膝関節の屈曲、回旋運動に関わる筋

　ハムストリングス（大腿二頭筋長頭、半腱様筋、半膜様筋）は、坐骨結節から起こり、大腿二頭筋の短頭は大腿骨粗線の外側から起こる（図 11）。これらの筋は、膝関節を越えて腓骨頭および脛骨外側顆に停止する。半膜様筋は、脛骨の内側顆および斜膝窩靭帯に停止し、半腱様筋は、脛骨上部の内側面に停止する。

　大腿二頭筋は、膝関節を屈曲および外旋させる（図 11）。内側ハムストリングス（半腱様筋、半膜様筋）は、膝関節の屈曲・内旋に関与する。これらの筋による能動的な軸回旋は、膝関節が屈曲している場合にのみ生じる。膝関節が完全伸展位にある場合に、膝関節は機械的にロックされ、能動的回旋は靭帯の緊張によって制限される。

　縫工筋は上前腸骨棘から、薄筋は恥骨体および恥骨下枝から起こり、ともに膝関節内側をまたぎ、脛骨上部内側面に停止する（図 11）。縫工筋、薄筋、および半腱様筋の 3 つの並列する腱は、鵞足として知られる共通の幅広い結合組織板によって脛骨に付着する。これらの鵞足筋群は、膝関節を屈曲および内旋させる。また、鵞足筋群は、膝関節内側に動的安定性を与える。鵞足筋群に張力が生じると、内側側

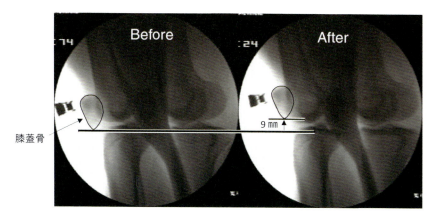

図10　膝蓋骨の移動特性（藤原, 2011）

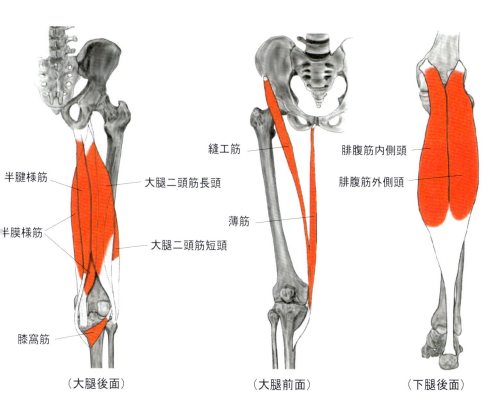

図11　膝関節屈筋・回旋筋

5章　膝関節　63

副靱帯・後内側関節包は、膝関節の外旋と外反にかかる応力に抵抗する。

　膝窩筋は、大腿骨外側顆の外側面に付着する関節包内腱から起こり、脛骨のヒラメ筋線より上後方および外側半月に停止する（図11）。膝窩筋は、回旋トルクを発生して膝関節の伸展ロックを解除する。その場合に発揮される力線の方向は、回旋軸に対して傾斜している。

　腓腹筋は、内側と外側の2頭からなる（図11）。内側頭は、大腿骨内側顆の関節面上方にある細長い粗面から起こる。外側頭は、大腿骨外側顆の上後方外側面から起こる。これらは、ヒラメ筋の筋線維と結合してアキレス腱を形成し、踵骨隆起に停止する。腓腹筋は膝関節を屈曲させる。

〈参考文献〉

Calais-Germain B (2014) Anatomy of Movement revised edition. Eastland Press Inc., USA

Drake DL, Vogl AW, Mitchell AWM (2016) グレイ解剖学　原著第2版. 塩田浩平，瀬口春道，大谷浩，杉本哲夫（訳），医歯薬出版，東京

藤原勝夫 (2011) 姿勢制御の神経生理機構. 杏林書院，東京

藤原知 (1974) 人体解剖学序説　—構造の特徴と意義—. 医歯薬出版 , 東京

中村隆一，齋藤宏，長崎浩（2012）基礎運動学　第6版補訂. 医歯薬出版，東京

Neumann DA（2012）筋骨格系のキネシオロジー　原著第2版. 嶋田智明，有馬慶美（監訳）医歯薬出版，東京

Patel VV, Hall K, Ries M, Lotz J, Ozhinsky E, Lindsey C, Lu Y, Majundar S (2004) A three-dimensional MRI analysis of the knee kinematics. J Orthop Res 22: 283-292

6章
股関節と骨盤

　立位姿勢の最も大きな特徴は、股関節が伸展したことにある。股関節伸展位では、大腿骨上に骨盤を乗せ、その上の体幹の垂直位を保たなければならない。その際の骨盤の前傾と腰椎前弯は、矢状面において重心位置を大腿骨頭上に近づけ、安定性に優れた直立位を可能にした。姿勢の安定性は、股関節周りの靭帯によって補強されている。股関節の伸展位と関連して、骨盤は内臓を収められる幅広い鉢形となり、その骨盤を挟む両側股関節の距離は広がった。しかしながら大腿骨の形状とアライメントにより、膝関節以下では両側が接近し、二足間の体重移動が容易となった。このような構造を基に、平原を二足で闊歩できるように、股関節周りの筋が発達した。

1. 股関節を構成する骨

　股関節は、寛骨と大腿骨から構成される。寛骨は、腸骨、坐骨、恥骨という3つの骨が、寛骨臼と呼ばれる窪みの中央でY字型に癒合したものである（図1, 2）。寛骨臼は、股関節の関節窩である。寛骨には2つの面（外側面、内側面）、および4つの辺縁部（上縁、下縁、前縁、後縁）がある。寛骨の上半分は翼状形（腸骨翼）であり、腸骨が占める。寛骨の下部には、閉鎖孔という大きな孔があり、その孔の前縁部が恥骨、後縁部が坐骨である。閉鎖孔は、生体では閉鎖膜により塞がれている（図5, 6参照）。腸骨翼の内側面は腸骨窩、外側面は殿筋面と呼ばれる。腸骨窩の後方（耳状面）は、仙骨との関節面である。殿筋面には、筋の付着部の境となる三つの殿筋線（前・後・下殿

66　　運動機能解剖学

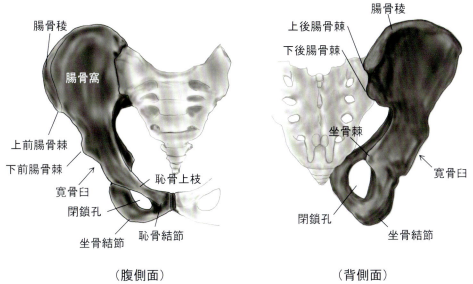

図1　寛骨

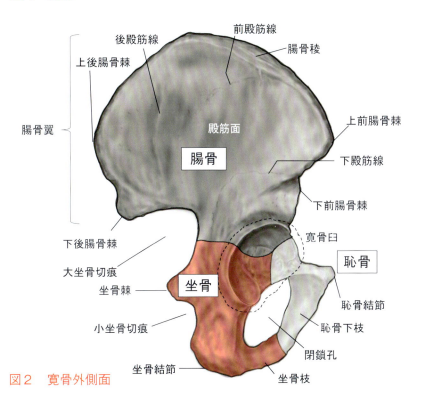

図2　寛骨外側面

筋線）がある。腸骨翼の上縁（すなわち寛骨の上縁）は、腸骨稜と呼ばれる。寛骨の前縁部には、複数の突起がある。上から順に、腸骨稜の最前方となる上前腸骨棘、下前腸骨棘、恥骨結節である。寛骨の後縁部にも、多くの突起が認められる。上から順に、腸骨稜の最後方である上後腸骨棘、下後腸骨棘、坐骨棘、坐骨結節である。下後腸骨棘と坐骨棘の間の大きな陥没を大坐骨切痕、坐骨棘と坐骨結節の間の陥没を小坐骨切痕という。閉鎖孔の上縁は恥骨上枝と呼ばれ、下縁（すなわち寛骨の下縁）は恥骨下枝と坐骨枝からなる。

　大腿骨は、人体最長の骨である （図3）。大腿骨の近位端には、大腿骨頭、大腿骨頸、大転子および小転子がある。大腿骨頭は 2/3 球形であり、ほぼ中央に大腿骨頭窩という窪みをもつ。大腿骨頸は大腿骨体の上内側方向に突出し、その上端にある大腿骨頭を大腿骨体から離す。大腿骨頸の長軸と大腿骨体の長軸がなす角（頸体角）は、成人で約 125°である。また、大腿骨頸は大腿骨体に対し、成人で15 ～ 20°前方に捻転している（前捻角）。大転子および小転子はそれぞれ、大腿骨頸の基部の外側および内側にある隆起であり、これらの間に、転子間線や転子間稜、転子窩が存在する。いずれも、股関節の運動に関わる筋の付着部となる。大腿骨体は前方に凸の円柱で、その後面に殿筋粗面、恥骨筋線、粗線という筋の付着部がある。遠位端は、内外側で後方に大きく突出しており、それぞれ内側顆と外側顆という。

2. 股関節の構造

　股関節は、寛骨臼（関節窩）と大腿骨頭（関節頭）でつくられる球関節である （図4）。同じ球関節である肩関節と比べると、関節窩が深く、関節頭との適合性が高い。そのため、臼状関節と分類される場

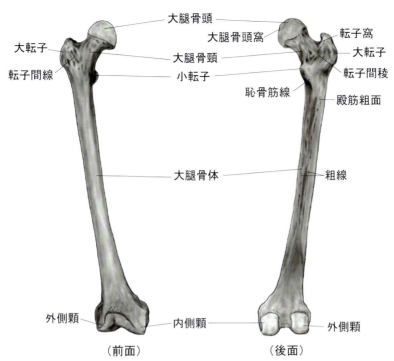

図3　大腿骨

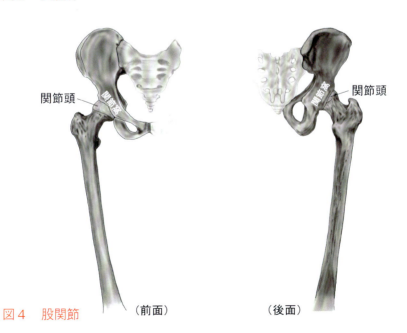

図4　股関節

6章　股関節と骨盤　69

合もある。大腿骨頭は、大腿骨頭窩を除いて厚い軟骨で覆われている。寛骨臼縁に沿って付着する関節唇は、関節窩の深さを補い、大腿骨頭を寛骨臼に安定化させるとともに、衝撃吸収の役割も担う（図5）。これらを包む関節包は、寛骨臼から大腿骨頸の基部に渡ってしっかりと付着している。関節包はさらに、腸骨大腿靭帯、坐骨大腿靭帯、恥骨大腿靭帯という強靭な靭帯によって補強される（図6）。これらの靭帯は、全体として螺旋を描いて走行することが特徴である。これは、股関節が立位姿勢のために恒常的に伸展位をとることによる。腸骨大腿靭帯は、股関節の前面から外側面を覆い、下前腸骨棘と転子間線の間で2つにわかれて逆Y字形を呈する。恥骨大腿靭帯は、腸骨大腿靭帯よりも内側にあり、恥骨と小転子を結んで股関節前面を補強する。坐骨大腿靭帯は、寛骨臼縁の坐骨部から起こって股関節後面を走行し、大転子内側に付着する。これらの靭帯の深層（図5）では、輪帯が大腿骨頸を周状に取り巻き、寛骨臼から大腿骨頭が抜けるのを防いでいる。大腿骨頭靭帯は、寛骨臼と大腿骨頭を結ぶ。この靭帯の主な役割は、血管を通じた股関節への栄養補給である。寛骨臼横靭帯は、寛骨臼縁下方の寛骨臼切痕を横切り、関節唇をつなぐ。

3. 骨盤の構造

　骨盤は、左右1対の寛骨と仙骨・尾骨から構成される。体幹と下肢をつなぐ構造であり、下肢帯とも呼ばれる（図7）。仙骨は5個の仙椎が、尾骨は4個の尾椎がそれぞれ癒合してできた骨である。仙骨の形は逆三角形で、前面が凹、後面が凸に弯曲している。上端の仙骨底は第五腰椎と、下端の仙骨尖は尾骨と関節する。仙骨の外側面の左右にある耳状面は、左右寛骨の耳状面と関節する（仙腸関節）。そして寛骨

70　　運動機能解剖学

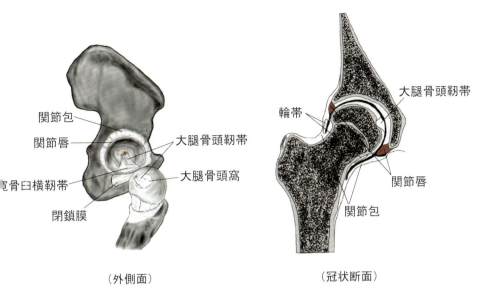

図5　関節唇．左図は Schünke et al.（2016）より引用改変．

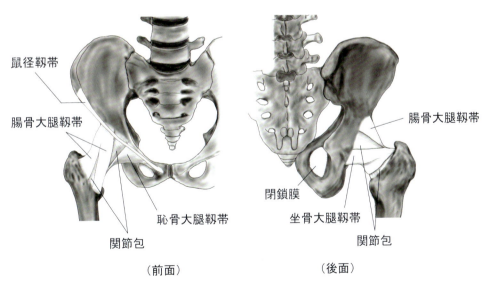

図6　股関節周囲の靭帯

6章　股関節と骨盤

の前端が対側寛骨と結合し（恥骨結合）、骨盤は幅広で扁平な鉢形となっている。骨盤は、その内腔に腸、膀胱、生殖器等の臓器を収め、上半身と骨盤内臓の重みを支えるとともに、下肢と体幹部の多くの筋の付着部となっている。骨盤の背面に位置する仙骨は、脊柱から受ける荷重を寛骨に伝える。骨盤の後下端部にあたる坐骨結節は、座位において上半身の体重を受ける部位である。

　仙腸関節は、関節面の不規則な凹凸と周囲の多くの靭帯（図8）により、可動性が極めて乏しい。耳状面の後上方にある骨間仙腸靭帯が仙骨と寛骨の間をつないでいる。この靭帯の前・後面をさらに前・後仙腸靭帯が覆い、仙腸関節を補強する。仙骨の下部では、仙棘靭帯と仙結節靭帯という2つの靭帯が骨盤を補強するとともに、仙骨下部の後方移動を防いでいる。仙棘靭帯は、仙骨外側縁の下部から外側前方に向かい、坐骨棘に付着する。仙結節靭帯は、寛骨の上後腸骨棘、仙骨および尾骨の背外側から幅広く起こり、外下方に向かって坐骨結節に付着する。これらの靭帯により、大坐骨切痕および小坐骨切痕と仙骨とのすき間が区切られ、上部が大坐骨孔、下部が小坐骨孔となる。骨盤の前面では、鼠径靭帯が上前腸骨棘と恥骨結節を結ぶ。

4. 股関節の運動様式

　股関節は、その関節の形状により、多方向に動くことができる。その運動方向は、屈曲・伸展、外転・内転、および外旋・内旋である（図9）。このとき、骨盤に対して大腿骨が移動する。前述した、腸骨大腿靭帯、坐骨大腿靭帯および恥骨大腿靭帯という強靭な3靭帯が、その走行方向に応じて緊張し、股関節の過度な運動を防いでいる。伸展

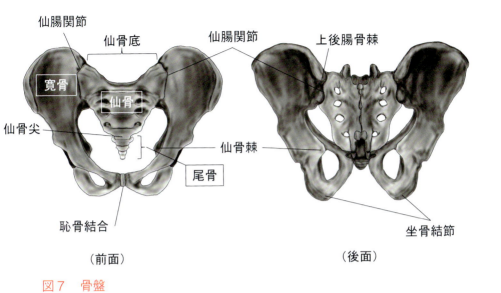

図7　骨盤

図8　骨盤周囲の靭帯

6章　股関節と骨盤　73

では全ての靭帯が緊張するが、特に腸骨大腿靭帯の影響が大きい。対照的に、屈曲では全ての靭帯が弛緩する。外転では恥骨大腿靭帯、内転では他の2靭帯が特に緊張する。同様に、内旋では坐骨大腿靭帯が、外旋では他の2靭帯が特に緊張する。股関節の外転や伸展の可動域は、大転子が後方に位置する外旋位で大きくなる。この肢位により、バレエやフィギュアスケートでの大きな開脚が可能となる。加えて股関節可動域は、股関節と膝関節をまたぐ二関節筋（後述）の影響により、膝関節の肢位に応じて変化する。例えば、膝屈曲位において、股関節の屈曲可動域は大きくなるが、伸展可動域は小さくなる。

5. 骨盤の運動様式

　股関節では、大腿骨に対する骨盤の運動も認められる。その運動は、前傾・後傾、側方傾斜および回旋である（図 10）。立位姿勢では、骨盤の運動に脊柱（腰椎）の運動が伴うことにより、体幹の垂直位が保たれる。骨盤の前傾・後傾には腰椎の前弯増大・減少、側方傾斜には対側への側屈、回旋には対側への回旋が伴う。骨盤が前傾することにより、骨盤と脊柱の連結部位である腰仙椎間関節が股関節の直上に位置するようになる（藤原, 2011）。

6. 股関節の運動に関わる筋

　股関節を覆い、その運動に関わる筋は、骨盤内でその前面を走行する筋、骨盤後外側の浅層筋（殿筋群）、骨盤から股関節後方を横切る深層筋（外旋筋群）、大腿内側部の筋（内転筋群）、大腿前面の筋、大腿後面の筋に大別される。

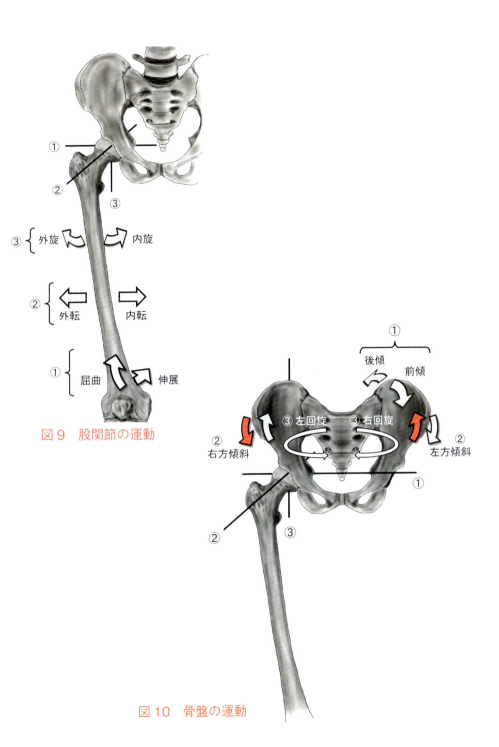

図9　股関節の運動

図10　骨盤の運動

6章　股関節と骨盤

1）骨盤前面の筋

骨盤内の筋は、腸骨窩から起こる腸骨筋と、腰椎および椎間円板から起こる大腰筋からなる（図11）。この2筋は鼠径靭帯の下を通って共通腱となり、大腿骨の小転子に停止する。総称して腸腰筋と呼ばれ、強力な股関節屈曲筋である。

2）殿筋群

殿筋群は、表層から順に、大殿筋、大腿筋膜張筋、中殿筋、小殿筋と呼ばれる。大殿筋は、臀部の膨らみとなる、厚く強大な股関節伸展筋である（図12）。骨盤後面の広い領域（後殿筋線より後方の殿筋面、仙骨、尾骨、仙結節靭帯）から起こり、外下方に向かって、上部線維は腸脛靭帯に、下部1/4は大腿骨の殿筋粗面に停止する。腸脛靭帯は、大腿や殿部の筋を包む大腿筋膜の肥厚部で、腸骨稜から脛骨外側顆の間をつなぐ（図12）。大殿筋は、股関節の外旋にも作用する。大腿筋膜張筋は、上前腸骨棘を起始とし、垂直に下行して腸脛靭帯に停止する（図12）。中殿筋は、殿筋面の上部（後殿筋線と前殿筋線の間）から外下方に向かい、大転子の外側に停止する（図12）。中殿筋の下部は、大殿筋に覆われている。小殿筋は、殿筋面の中殿筋起始部の下方（前殿筋線と下殿筋線の間）から大転子の前外側へ走行する（図13）。大腿筋膜張筋、中殿筋、および小殿筋は、股関節を外転させるとともに、内旋にも作用する。

3）外旋筋群

外旋筋群は、殿筋群の最深層で小殿筋の下方にある、梨状筋、内閉鎖筋、上・下双子筋、大腿方形筋を指し（図13）、股関節を外旋させる。

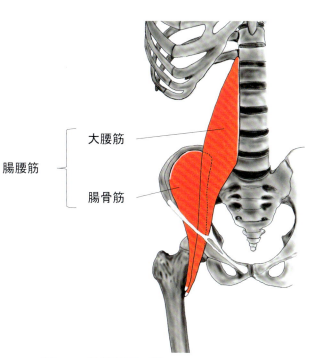

図11　骨盤前面の筋

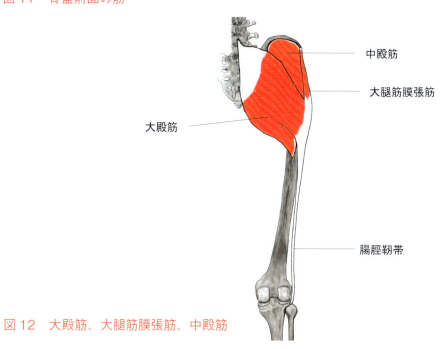

図12　大殿筋、大腿筋膜張筋、中殿筋

6章　股関節と骨盤

梨状筋は、骨盤内の仙骨前面を起始とし、大坐骨孔を通って骨盤外側に走り、大転子の先端内側に停止する。内閉鎖筋は、閉鎖膜の内面（骨盤内にあたる）から後方に走行し、小坐骨切痕を滑車にして直角に向きを変え、転子窩に停止する（図13右）。上双子筋は坐骨棘、下双子筋は坐骨結節をそれぞれ起始とし、内閉鎖筋の上下で平行に走行して共通腱となる。大腿方形筋は下双子筋の下で、坐骨結節から転子間稜へ走行する。

4）内転筋群

　内転筋群は、恥骨および坐骨の前面から起こり、主に大腿骨後面に停止して、股関節の内転に働く筋群である（図14）。恥骨上枝を起始とする恥骨筋は、最も表層かつ上部を走行し、大腿骨の恥骨筋線に停止する。長内転筋は、恥骨結節下部を起始とし、恥骨筋の内側を走行して粗線の中部に停止する。薄筋は、恥骨体と恥骨下枝の下面から起こって、大腿の最内側を下行し、脛骨粗面の内側に停止する（図14左）。これらの筋の深層に短内転筋があり、恥骨下枝から恥骨筋と長内転筋の間の高さを走行して大腿骨の粗線の上部に停止する（図14中）。内転筋の最深層に位置するのが大内転筋と外閉鎖筋である（図14右）。大内転筋は、恥骨下肢から坐骨結節にかけて起こり、大腿骨の粗線全長に渡って広く停止するとともに分岐し、その腱は大腿骨内側上顆に停止する。外閉鎖筋は、閉鎖膜の外面（骨盤前面）から外側後方へ走行し、大腿骨頸の後面を通って転子窩に付着する。股関節の外旋にも関与する。内転筋のうち、最も表層にある恥骨筋は股関節の屈曲にも、最も深層にある大内転筋は股関節の伸展にも関与する。また、長内転筋は、股関節屈曲位では伸展に、伸展位では屈曲に関与する。

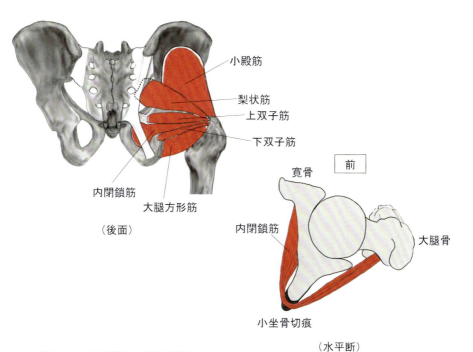

図13　小殿筋と外旋筋群

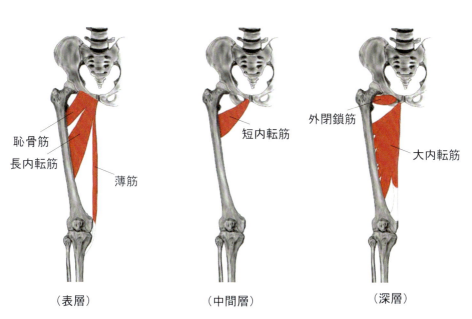

図14　内転筋群

6章　股関節と骨盤　　79

5）大腿前面の筋

　骨盤から起こり、大腿前面を走行する大腿直筋と縫工筋（図15）は、股関節屈曲に作用する。大腿直筋は下前腸骨棘を起始とし、大腿から起こる外側広筋、内側広筋、中間広筋（5章参照）とともに膝蓋腱となり、脛骨粗面に停止する。縫工筋は、上前腸骨棘から起こり、大腿を斜めに下行して脛骨粗面内側に停止する。その停止腱は、薄筋および半腱様筋（後述）と合体し、鵞足と呼ばれる。縫工筋は、股関節外転・外旋にも作用する。これらの筋は、停止部が下腿にあるため、膝関節運動にも作用する二関節筋である。大腿直筋は膝関節伸展に、縫工筋は屈曲に作用する。

6）大腿後面の筋

　坐骨結節を起始とし、大腿後面を走行する大腿二頭筋長頭、半腱様筋、半膜様筋は、ハムストリングスとも呼ばれる（図16）。大腿二頭筋は脛骨外側顆と腓骨頭に、半腱様筋は脛骨粗面内側に、半膜様筋は脛骨内側顆の後内側にそれぞれ停止する。股関節を伸展させるとともに、膝関節屈曲に作用する。

7. 骨盤の運動に関わる筋

　股関節の運動に関わる筋は、骨盤にも作用する。腸腰筋や大腿直筋などの股関節屈筋は、脊柱起立筋とともに作用することにより、骨盤を前傾させる。また、股関節伸筋（大殿筋およびハムストリングス）や外旋筋群は、腹筋群とともに骨盤後傾に作用する。これらの筋のいずれも、左右両側性に作用することにより、骨盤の前・後傾が可能となる。

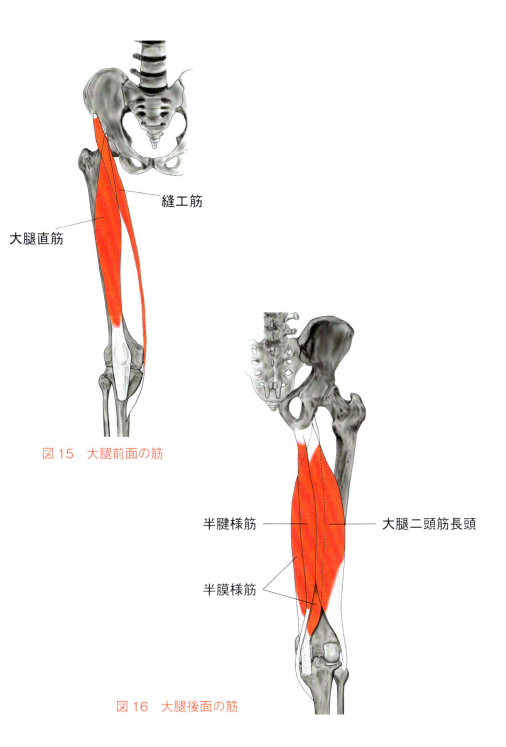

図15 大腿前面の筋

図16 大腿後面の筋

6章 股関節と骨盤 81

外転筋群および内転筋群は、骨盤の側方傾斜に作用する。外転筋群の収縮は、骨盤を収縮側へと傾斜させる。内転筋群は収縮側の対側への骨盤傾斜に関わる。サッカーのインサイドキックでは、キックする脚の股関節が内転し、骨盤はその方向へ傾斜する。その際、運動側とその対側の内転筋群が両側性に活動する。

　外旋筋群は、骨盤を回旋させる。ピボット動作などの急な方向転換では、軸となる脚側の外旋筋群と大殿筋による、対側回りの回旋運動が生じる。

8. 立位姿勢保持と歩行における股関節の機能

　ヒトは両側ないし一側の下肢のみで、体幹上の体重を支えながら立位姿勢を保持し、歩行を始めとする様々な運動を行う。股関節構造や股関節周りの多くの筋が、これを可能にしている。また、螺旋状に走行する腸骨・恥骨・坐骨大腿靭帯も、立位での股関節伸展位の安定化に寄与している。体重を後方にかけた股関節の過伸展位では、筋緊張をあまり必要しない立位保持が可能であり、これは特に腸骨大腿靭帯の大きな張力による。ヒトの歩行は、歩幅が大きく、比較的高速であることを特徴とする（闊歩式二足歩行）。このような前方への大きな推進には、大殿筋による股関節の伸展、腸腰筋による股関節の屈曲、内旋筋（中殿筋・小殿筋・大腿筋膜張筋・長内転筋）による骨盤の回旋運動が必要である。片足立ちまたは歩行立脚期では、立脚側の大腿骨頭が支点となり、その軸周りのモーメントが増す。これに抗するように、立脚側の股関節外転筋（中殿筋・小殿筋・大腿筋膜張筋）が活動し、左右バランスが保持される。

〈参考文献〉

Calais-Germain B（2014）Anatomy of Movement revised edition. Eastland Press, Seattle

Drake DL, Vogl AW, Mitchell AWM (2016) グレイ解剖学　原著第 2 版. 塩田浩平，瀬口春道，大谷浩，杉本哲夫（訳），医歯薬出版，東京

藤原勝夫（2011）姿勢制御の神経生理機構. 杏林書院，東京

藤原知 (1974) 人体解剖学序説　―構造の特徴と意義―. 医歯薬出版 , 東京

中村隆一，齋藤宏，長崎浩（2012）基礎運動学第 6 版補訂. 医歯薬出版，東京

Neumann DA（2012）筋骨格系のキネシオロジー　原著第 2 版. 嶋田智明，有馬慶美（監訳）医歯薬出版，東京

Schünke M, Schulte E, Schumacher U(2016) プロメテウス解剖学アトラス 解剖学総論 / 運動器系　第 3 版. 坂井建雄, 松村讓兒(監訳), 医学書院, 東京

7章

体　幹

　ヒトの身体の中心部に位置する体幹の骨格は、その直立姿勢保持や運動の軸となる脊柱と、胸部臓器を保護し呼吸運動に関連する胸郭からなる。ヒトの脊柱には、頸部と腰部のそれぞれに前方弯曲（前弯）があるという特徴がある。これにより、頭頸部と体幹の安定性が保証される。この調節は、主に脊柱起立筋による。腰椎は椎間板ヘルニアの多発部位であり、これも直立姿勢保持と関連した特徴である。胸郭では、胸骨にかかる内臓の重みが減少し、前後径よりも左右径の方が大きくなった。呼吸運動は、肋間筋、横隔膜、および腹筋の複合作用による。

1. 体幹を構成する骨

　体幹は、椎骨、肋骨、胸骨からなる（図1）。椎骨は 32 ～ 35 個あり、全体として脊柱を形成する。これらの椎骨を部位別に分けると、頸椎が 7 個、胸椎が 12 個、腰椎が 5 個、仙椎が 5 個（全体で 1 つの仙骨を形成）、尾椎が 3 ～ 6 個（全体で尾骨という）となる（図2）。

　脊柱のうち、胸椎は胸骨と 12 対の肋骨とともに、胸郭を形成する。胸骨は、胸郭前面にある扁平骨で、鎖骨および肋骨と関節を形成する。胸骨は上から胸骨柄、胸骨体、および剣状突起の 3 部分から成る。肋骨は後方で胸椎と、前方で胸骨と結合し、胸郭の側壁をつくる。12 対の肋骨のうち、第一～七肋骨は、肋軟骨を介して胸骨に直接結合する。第八～十肋骨は、それらの肋軟骨が上位の肋軟骨に結合する。第十一および十二肋骨は末端が遊離した状態にある。

84　　運動機能解剖学

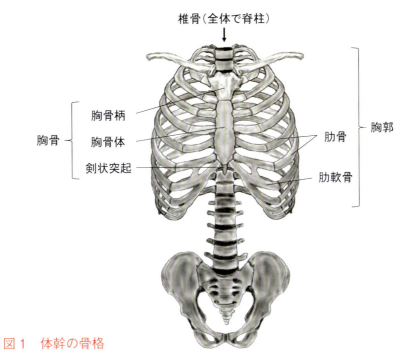

図1 体幹の骨格

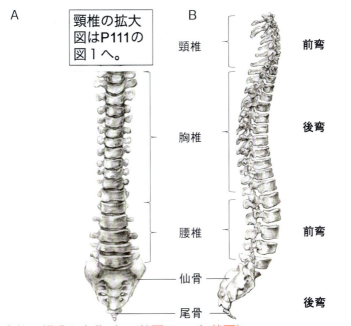

図2 脊柱の構成と弯曲（A：前面、B：矢状面）

7章 体幹 85

2. 椎骨の形状

いずれの部位の椎骨にも共通して認められる特徴は、以下のとおりである。椎骨は前部の椎体と後部の椎弓から成る（図3）。椎体は円柱形であり、上面と下面は扁平である。椎弓は、椎体の後方の弓状の部分である。椎体後面と椎弓によって、脊髄が収められる椎孔が形成される。椎弓が椎体に付着している部分を椎弓根という。椎弓からは、上方へ上関節突起（1対）、下方へ下関節突起（1対）、後方へ棘突起（1本）、側方へ横突起（腰椎では肋骨突起）（1対）が出る。椎弓根の上縁と下縁の窪み（上椎切痕・下椎切痕）が合わさって、椎間孔が形成される。

次に椎骨の特徴について、腰椎から説明する。椎体は最も大きく、その横幅は下位ほど広く、厚さは第三・四腰椎で最大である。椎孔は三角形で胸椎のそれよりも大きい。棘突起は短く幅広く四角板状で、ほぼ水平後方に突出する。側方には、他の椎骨では横突起と呼ばれる肋骨突起が突出する。さらに上関節突起の外側に乳頭突起が、肋骨突起の根部後面に副突起が突出する。

胸椎の椎体は、腰椎に次いで大きく、その大きさは下位ほど顕著である。椎体の側面には肋骨と関節を成す肋骨窩が認められる。横突起の先端にも肋骨と関節を成す横突肋骨窩があるが、第十一・十二胸椎にはそれが認められない。棘突起は長く三角柱状で互いに重なり、第一〜八胸椎までは次第に後方への傾斜度を増すが、それ以下では再び傾斜度が弱まり、第十二胸椎では腰椎のようにほぼ水平となる。

頸椎では、第一・二頸椎に特徴的な形状が認められる。第一頸椎は、椎体および棘突起がなく、環状を呈しており、環椎と呼ばれる。第二頸椎は、椎体の上面から大きな突起（歯突起）が上方に向かって出て

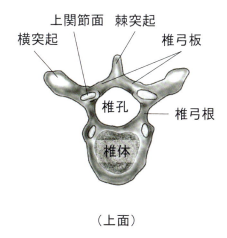

（上面）

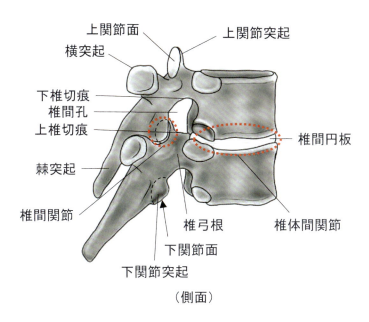

（側面）

図3 椎骨の基本的特徴（胸椎）と椎骨間の連結（Neumann〈2012〉より引用改変）

おり、その役割から軸椎と呼ばれる。他の5個はほぼ同じような形をしており、椎体は下位のものほど大きい。棘突起は下位の頸椎ほど長く、特に第七頸椎で長く、隆椎とも呼ばれる。また、全て横突起に横突孔が存在する。頸椎の特徴の詳細については、次の章（8章　頭頸部）で説明する。

3. 椎骨間の連結

　上下の椎骨の間には、2種類の関節が存在する。1つは椎体の上面と下面との間で形成する椎体間関節であり、椎間円板を介する関節である（図3）。もう1つは上位椎骨の下関節突起と下位椎骨の上関節突起との間で形成する椎間関節である。椎間円板は、外周部の線維輪と中心部の髄核からなる（図4）。線維輪は、異なる方向に斜走するコラーゲン線維を含む結合組織性の線維層である。髄核は線維輪の中心にあるゼラチン様物質の半液状塊からなる。運動時には、髄核が線維輪内をわずかに移動して変形し、圧力に対しては髄核による水分の出納現象が生じる。このような現象を伴い、椎体間関節は、衝撃吸収と負荷分散の機能を果たす。

　椎骨を連結する靭帯には、上下の椎骨を結ぶものと、全椎骨を通して結ぶものとの2種類がある（図5）。前者には黄色靭帯、棘間靭帯および横突間靭帯が、後者には前縦靭帯、後縦靭帯および棘上靭帯（頸部では項靭帯）が属す。過度の運動によって脊柱が変性すると、黄色靭帯が肥厚することがある。その結果、椎間関節が肥大し、関節炎様の変化を起こす。椎間関節と黄色靭帯の肥厚に椎間板ヘルニアが合併すると、脊柱管が狭くなることもある（脊柱管狭窄症）。

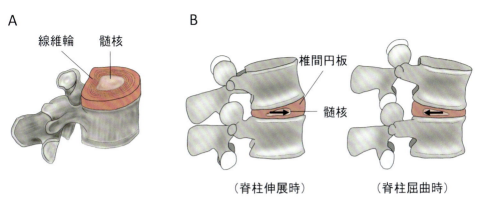

図4 椎間円板の構造（A）と椎骨の運動（B）．A図はDrake et al.（2016）より引用改変．

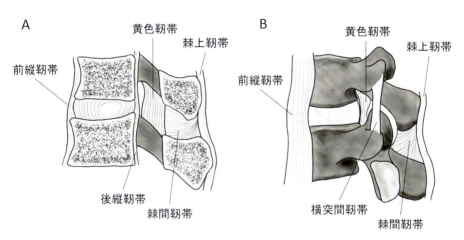

図5 脊柱の靱帯（A：側方からの断面図、B：側面図）

7章 体幹 89

4. 脊柱の弯曲と腰痛予防

　脊柱には、矢状面では頸椎前弯、胸椎後弯、腰椎前弯、仙椎と尾椎の後弯の４つの生理的弯曲が認められる（図2）。後弯は内臓を収容するための空間を提供する。頸部の前弯は首がすわり、座位が可能となってから、腰部の前弯は立位が可能になって増強される。すなわちこれらはそれぞれ体幹の上に頸部を、下肢の上に体幹を乗せるために形成されると考えられる。特に腰椎について、体幹を直立に保つために、骨盤が一方向に回転するときに、腰椎は反対側に回転する（図6）（Levine and Whittle, 1996）。例えば、骨盤が前傾すると腰椎の前弯が強まる。反対に、骨盤が後傾すると、腰椎の前弯は弱まる。

　身体運動を行う際に、この腰椎の前弯が重要である。例えば、腰椎を過剰にあるいは長時間後弯（体幹前屈）させると、椎間板の前部への圧迫力が増加し、髄核が後方に変形することになる。このような椎間板内圧は、前屈位で身体の前方で荷を持つ場合や膝伸展位での荷の持ち上げ動作、あるいは前屈座位において、より高くなる。また、強い圧迫力がしかも高速に加わると、椎間板の線維輪の剛性が高まり変形しにくくなる。加齢によっても、線維輪が変質し、椎間板の弾性が失われる。そのため、腰椎後弯からの急速な前弯への変化では、髄核が戻りにくくなり、特に線維輪の後部が脆弱な部位では、髄核の後方移動により神経（神経根、脊髄、馬尾）を圧迫することがある（椎間板ヘルニア）（図7）。第一腰椎より下位では、後縦靭帯の幅が狭くなる。このことが一因となり、腰椎部の後方ではヘルニアが生じやすいと考えられている（Cailliet, 1983）。このような腰痛の発生を予防するためには、腰椎の前弯姿勢を保持して、身体運動を行うことが重要であると考えられる（藤原，2011）。体幹前屈位で身体運動を行う高齢

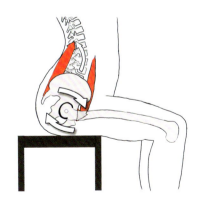 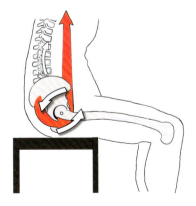

骨盤前傾　　　　　　　　　　骨盤後傾
⇒腰椎の前弯が強まる　　　　⇒腰椎の前弯が弱まる

図6　骨盤の前・後傾運動と腰椎の前弯の変化の関係

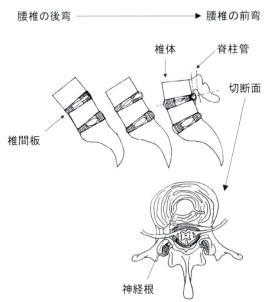

図7　椎間板ヘルニアの発生機序（藤原, 2011）

者では、椎体前部の高さが後部よりも低く、腰痛症を有する場合が多いことが報告されている（Ai et al., 2007）。

5. 脊柱の運動

　脊柱は、屈曲（前屈）・伸展（後屈）、側屈、回旋の3方向の運動が可能である。下位の椎骨に対する上位の椎骨の前方への運動が屈曲、後方への運動が伸展、側方への運動が側屈（左へ運動した場合を「左側屈」という）、回転運動が回旋（左へ回転した場合を「左回旋」という）である。屈曲・伸展と側屈は、それぞれ椎体間関節内の内外側軸と前後軸まわりの、回旋は椎体内の垂直軸まわりの運動であり（図8）、これらの運動に伴い椎間関節では滑りが生じる。

　椎骨間の運動の範囲は、椎間関節の関節面の向きによって変わる。脊柱の部位ごとにその向きが違うため（図9）、運動の範囲も異なる。腰椎では、椎間関節の関節面が水平面に対してほぼ垂直でかつ前額面に対して45°以上傾く。それゆえ、屈曲－伸展および側屈が可能であるが、回旋はほとんどできない。胸椎の関節面は、水平面に対して60°傾き、前額面に対して20°傾く。それゆえ、側屈と回旋およびある程度の屈曲と伸展が可能であるが、胸郭という単一の構造としての運動であるため、その可動域は小さい。下部の頸椎（第二頸椎以下）については、関節面は水平面に対して45°傾き、前額面に対して水平である。それゆえ、屈曲－伸展、側屈、回旋が可能である。

　1つの椎骨間の動きは比較的小さいが、脊柱全体でみるとこの動きが足し合わされていくため、かなりの大きさの運動となる。胸椎部と腰椎部が、体幹の運動を大きく左右する。矢状面での運動について、胸椎部では、全体で約30〜40°の屈曲と、20〜25°の伸展が、腰

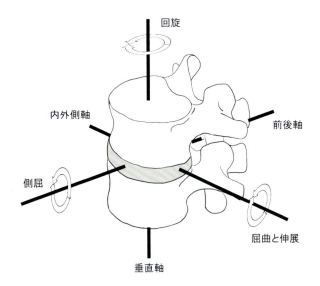

図8 脊柱の運動と回転軸（Neumann〈2012〉より引用改変）

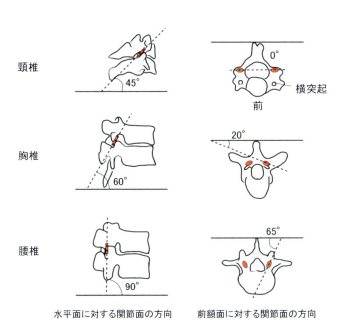

図9 部位ごとの椎間関節面の方向（中村ら〈2012〉より引用改変）

7章 体幹 93

椎部では、全体で約 40 ～ 50°の屈曲と 15 ～ 20°の伸展が可能であるという報告がある。前額面の運動では、胸椎部では左右それぞれで約 25 ～ 30°の側屈が、腰椎部では左右それぞれで約 20°の側屈が可能である。水平面での運動については、胸椎部では左右それぞれ約 30 ～ 35°の回旋が可能だが、腰椎部では 5 ～ 7°とわずかである。頸椎部の運動に関しては、次の章（8 章　頭頸部）で説明する。

6. 脊柱の運動に関わる筋

　体幹の運動を生じさせる筋の作用は、一側性と両側性の活動に分けると考えやすい。両側性活動は、体幹の純粋な屈曲または伸展を起こす。これに対し、一側性活動は、側屈や回旋を伴った屈曲または伸展を起こす。

1) 体幹伸展の筋

　体幹後面の筋は 3 層、すなわち浅層、中間層、深層で構成される。この中で脊柱の運動に強く関わる筋は、深層にある。それには、脊柱起立筋群、横突棘筋群、短分節筋群があり、この順に深層へ位置する (図 10)。体幹は、これらの筋が両側性に活動することで伸展する。これらの筋の中でも、浅層の筋ほど多くの椎骨を越えて走行する。

　脊柱起立筋群は、棘筋、最長筋、腸肋筋の総称であり、この順により内側を走行する (図 11 ～ 13)。いずれの筋も仙骨、腰椎と下部胸椎の棘突起、および腸骨稜に付着する幅広く厚い腱を起始とし、棘筋は上位の棘突起に、最長筋は頭蓋底に、腸肋筋は肋骨角と下位頸椎の横突起に停止する。すなわち、体軸骨格のいたるところに、多くの分節を越えて停止する。筋の停止部位によって、棘筋は頭・頸・胸棘筋に (図

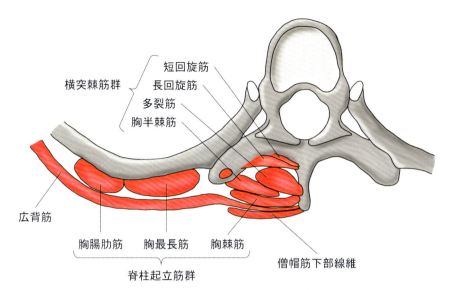

図10 脊柱起立筋群と横突棘筋群の位置関係(第九胸椎レベルでの体幹の横断図)(Neumann〈2012〉より引用改変)

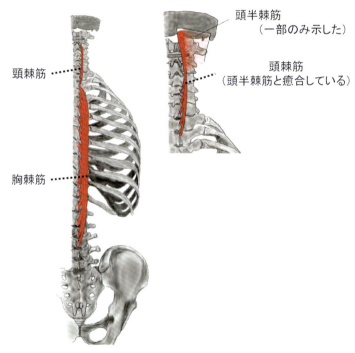

図11 脊柱起立筋群(棘筋)

7章 体 幹 95

11）、最長筋は頭・頸・胸最長筋に（図 12）、腸肋筋は頸・胸・腰腸肋筋（図 13）に分けられる。このような走行の特徴から、脊柱起立筋群は隣り合う椎骨間内で生じる細かい運動の制御よりも、体軸の大部分が関係する粗大な運動を制御するのに適している。また、体幹が垂直に保たれている場合には、骨盤を前傾させ、腰椎の前弯を増強させる作用もある。

　横突棘筋群は、半棘筋、多裂筋、回旋筋からなる（図 14 ～ 16）。横突棘筋群は横突起を起始とし、上位の棘突起に停止する。半棘筋、多裂筋、回旋筋の順に長く、浅層から深層に向かって位置する。半棘筋は頭・頸・胸半棘筋からなり、各筋または各筋内の主要な筋線維束は 6 ～ 8 個上位の椎骨の棘突起に停止する（図 14）。多裂筋は、2 ～ 4 個上位の椎骨の棘突起に停止する（図 15）。脊柱の全長にわたって存在するが、腰部で最もよく発達している。回旋筋は、頸・胸・腰回旋筋からなり、1 ～ 2 個上位の椎骨の棘突起に停止する（図 16）。2 個上の椎骨に停止するものを長回旋筋、1 個上の椎骨に停止するものを短回旋筋という。脊柱の全長にわたって存在するが、胸部で最もよく発達している。横突棘筋群は、脊柱起立筋よりも越えて連結する椎骨の数が少ないため、体軸骨格全体の比較的繊細に制御された運動を行ったり、安定化させる力を生じさせたりする機能を果たすことが示唆される。

　短分節筋群は、棘間筋と横突間筋からなる（図 17）。それぞれ隣り合う棘突起間および横突起間を連結させている。いずれも、主として頸部と腰部に存在する。このような高度に分節化した走行によって、体軸骨格の繊細な運動の制御が可能となる。頭頸部では繊細な制御が非常に重要となるため、短分節筋群が最も発達している。またこれら

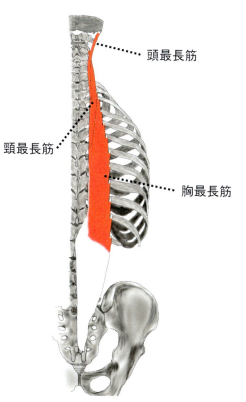

図12　脊柱起立筋群（最長筋）

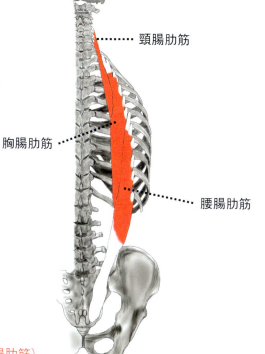

図13　脊柱起立筋群（腸肋筋）

7章　体幹　97

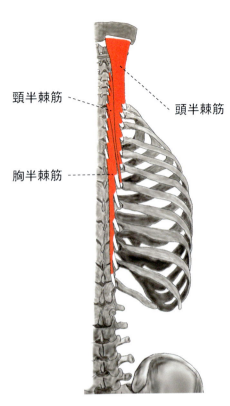

図14 横突棘筋群（半棘筋）

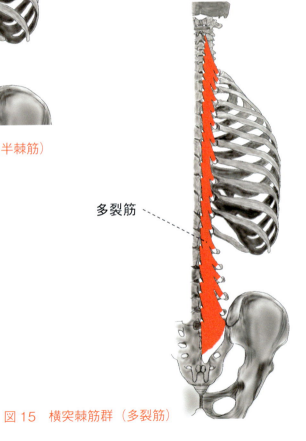

図15 横突棘筋群（多裂筋）

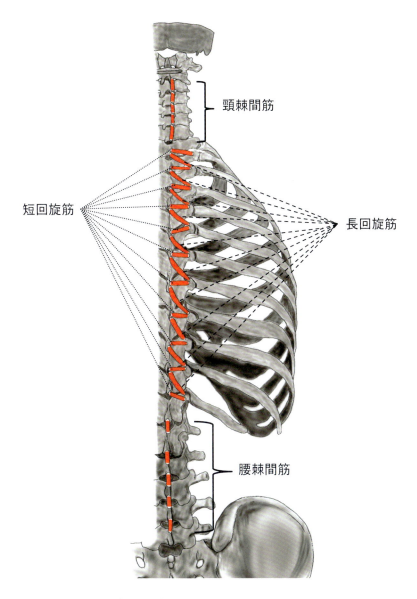

図 16　横突棘筋群（回旋筋）

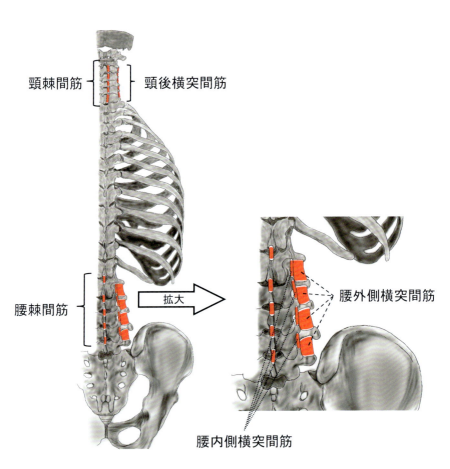

図 17　短分節筋群（棘間筋と横突間筋）

の筋群は高密度の筋紡錘を有しているため、神経系にとって豊富な感覚情報源となる。

2）体幹屈曲の筋

　体幹の前面には腹直筋が、外側に外腹斜筋、内腹斜筋および腹横筋があり、ひと塊にして「腹筋」と呼ぶ（図18〜21）。

　前腹壁の中央には白線と呼ばれる腱組織が剣状突起から恥骨結合にわたって走行する。腹直筋は白線の両側にあり、恥骨稜・結節・結合を起始として、第五〜七肋軟骨および剣状突起に停止する（図18）。筋腹を4〜5節に分ける腱画と呼ばれる線維組織を有する。外側の腹筋は、外腹斜筋、内腹斜筋、腹横筋の順に浅層から深層へと位置する。外腹斜筋は、第五〜十二肋骨外面を起始として、腸骨稜および白線に停止し、後上方から前下方へ向かって斜めに走行する（図19）。内腹斜筋は、腸骨稜、鼠径靭帯および胸腰筋膜を起始として、第十一〜十二肋骨の下縁および白線に停止する（図20）。すなわち大部分が下外方から上内方へ走行し、外腹斜筋の線維方向と直交する。体幹は、これらの筋が両側性に活動することで屈曲する。また腹直筋には、体幹が垂直に保たれている場合に骨盤を後傾させ、腰椎の前弯を弱める作用もある。腹斜筋は走行が斜めであるため、一側のみが活動すると大きな回旋力を生む。回旋への作用については、次の項目で述べる。腹筋には、後述する呼吸運動で重要な腹圧を上昇させる作用もある。腹横筋は、第七〜十二肋軟骨、腸骨稜、鼠径靭帯および胸腰筋膜を起始として白線に停止し（図21）、体幹の運動というよりは、腹圧を上昇させる作用が主である。

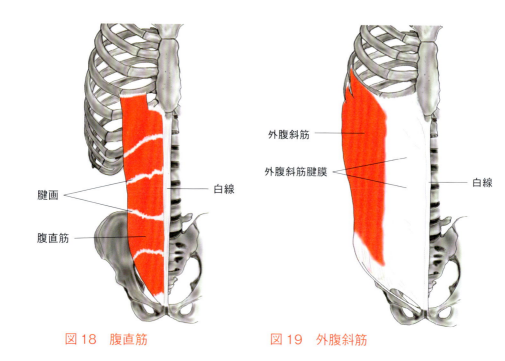

図18　腹直筋

図19　外腹斜筋

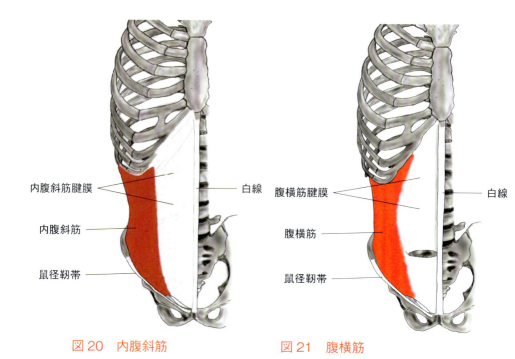

図20　内腹斜筋

図21　腹横筋

3) 体幹側屈・回旋の筋

　体幹の側屈は、左右両側にある体幹の筋のうち、側屈方向と同側の筋のみが働くとき、すなわち脊柱起立筋や外・内腹斜筋の片側が活動する際に生じる。体幹の回旋は、筋線維の方向によって回旋する方向と同側あるいは反対側の一側の筋が活動することによって生じる。具体的には、体幹回旋に必要な力の多くを発生する腹斜筋では、回旋方向と反対側の外腹斜筋と同側の内腹斜筋が活動する（図22）。体幹の屈曲が伴わない純粋な回旋運動においては、屈曲の作用を中和するために、同側の脊柱起立筋と反対側の横突棘筋群も活動する。

7. 運動時の体幹の役割

　立位バランスを維持する上で、下肢に対する体幹や骨盤の位置関係が極めて重要である（Gurfinkel et al., 1976）。歩行や片脚立位保持においても、単脚で支持する際に下肢に対する体幹の位置関係が重要であると考えられる。我々は歩行と類似した運動で、回旋運動をほとんど考慮しないで検討できる足踏み運動時の体幹の傾斜角度について検討した（Kunita et al., 2011）。その結果、右脚支持時には体幹はわずかに右に傾斜するが、左脚支持時には体幹は垂直に保たれることが明らかとなった（図23）。姿勢外乱が生じた場合、身体各部位の運動が相互に影響を及ぼしあうが、その影響が小さくなるように自動的な姿勢制御がなされる。その際に、重力方向の感覚軸を形成するために、体幹の位置が重要であることが報告されている（Massion, 1992）。このことから、足踏み運動では、左単脚立位時に体幹を垂直に保つことで重力方向の感覚軸を形成している可能性が示唆された。

　このような足踏み運動中の脊柱起立筋の活動量は、左右の単脚立位

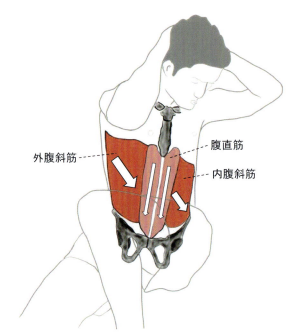

図22 体幹の回旋筋

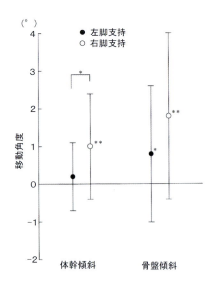

図23 足踏み運動時の体幹傾斜角と骨盤傾斜角 (Kunita et al., 2011)

保持時に体幹傾斜角に左右差があるにも関わらず、左右差がなかった（藤原, 2011）。この筋が体幹を支えるために作用するのであれば、傾斜角が大きいほど活動量が増すことになる。それゆえ、足踏み運動中の脊柱起立筋には、それ以外の作用もあると考えられる。脊柱起立筋の走行から、本筋は骨盤が固定されていれば体幹の運動を調節するが、体幹が固定されていれば骨盤の運動を調節すると考えられる。後者の特徴から、脊柱起立筋は遊脚時に同側の骨盤が下方に傾斜しないように保持する、あるいは挙上するはたらきも有することが示唆される。

8. 呼吸運動に関連する胸郭の動き

呼吸とは、肺に空気が吸入される吸気運動と、肺から空気が呼出される呼気運動からなる。呼吸運動は、相対的強度によって「安静」と「努力性」で表される。安静換気は少ない代謝要求で済む強度の弱い活動中に生じる。一方、努力性換気は、運動中のように速くて多量の空気の交換が要求される激しい活動中に生じる。

呼吸は、胸郭内の胸腔の内容量の変化によって生じる。吸気には、吸気筋の作用により胸腔内容量が大きくなることで、胸腔の内圧が下がる。それにより肺が拡張して肺の内圧が下がり、空気が流入する。呼気には、吸気筋が弛緩することで胸腔内容量が小さくなる。それにより胸腔の内圧が上がり、肺が縮んで空気が外へ押し出される。このように健常者の安静呼気は、一般的には筋収縮に依存しない受動的な運動である。

呼吸運動の吸気における胸腔の拡大は、①左右、②前後、③上下の3つの方向で行われる。①については、下位肋骨の挙上による。これ

7章 体幹　105

により、胸部下部が広がり、横隔膜を伸長し、その収縮力を増大させる。②については、上位肋骨の挙上や、胸骨の前上方への挙上による。③については、第一肋骨と第二肋骨の挙上や、胸腔の底を成す横隔膜の下降による。

　呼吸運動の形式には、腹式呼吸（ふくしきこきゅう）と胸式呼吸（きょうしきこきゅう）がある。腹式呼吸は、横隔膜呼吸とも呼ばれ、横隔膜の活動が大きく、呼吸運動による腹部の動きが著明な呼吸である。胸式呼吸は、肋骨呼吸とも呼ばれ、肋間筋による胸部の動きが大きい呼吸である。妊婦では胸式呼吸が優位となるが、それは胎児が横隔膜を押し上げて、その上下運動を妨害するためである。

9. 呼吸運動に関連する筋の作用

1）安静吸気

　安静吸気には、主として横隔膜と外肋間筋（がいろっかんきん）が作用する。横隔膜は、胸腔と腹腔の境となる筋・腱性の隔壁であり、胸腔の底を形成している（図 24）。起始は腰椎部、肋骨部、胸骨部の 3 つに区分され、全体としてドーム型に胸腔内に盛り上がって集まり、中央の腱中心と呼ばれる腱性の部分につく。横隔膜が収縮するとドームが下降して平らになり、胸腔を下方向に拡大して吸気が起こる。外肋間筋は、ある肋骨から起始し、下前方に向かって走行して下位の肋骨へ停止する（図 25）。収縮により肋骨を上外方へ引き上げ、胸郭の前後径・左右径を拡大する。

2）努力性吸気

　努力性吸気では、安静吸気に活動した横隔膜と外肋間筋のほかに、

106　　運動機能解剖学

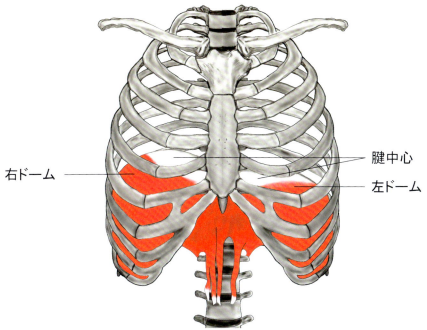

図24　横隔膜

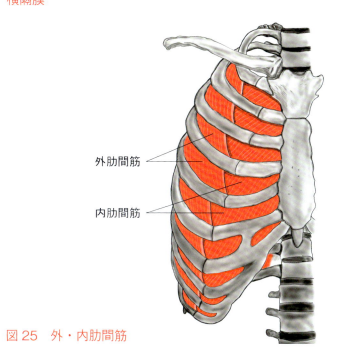

図25　外・内肋間筋

7章　体　幹　107

複数の補助筋が活動に参加し、胸郭を拡大する。それには、胸鎖乳突筋による胸骨・鎖骨の挙上、斜角筋群による第一・二肋骨の挙上、肋骨挙筋による肋骨の挙上、僧帽筋と肩甲挙筋による上肢帯の引き上げによる胸郭の拡大、脊柱起立筋による脊柱伸展での胸郭の拡大などがある。

3）努力性呼気

努力性呼気には、内肋間筋（ないろっかんきん）と腹筋群が重要な役割を果たす。内肋間筋は、外肋間筋の深層にあって、ある肋骨から起始し、下後方に向かって走行して下位の肋骨へ停止する（図25）。すなわち、外肋間筋の走行と直交する。内肋間筋の収縮で、胸郭の前後径・左右径を短縮する。腹筋群についてはその収縮により、肋骨と胸骨が下制し、胸腔内容量が減少する。さらに腹腔内圧が上昇し、それが内臓を圧迫して横隔膜を押し上げる。

〈参考文献〉

Ai J, Fujiwara K, Asai H, Koshida K, Tomita K, Kawahara N, Tomita H (2007) Postural movement during bilateral arm flexion and deformity of lumbar vertebral bodies related to chronic low back pain in elderly women. Health and Behavior Sciences. 6(1):9-19

Cailliet R (1983) 腰痛症　原著第3版. 萩島秀男（訳）, 医歯薬出版, 東京

Drake DL, Vogl AW, Mitchell AWM (2016) グレイ解剖学　原著第2版. 塩田浩平, 瀬口春道, 大谷浩, 杉本哲夫（訳）, 医歯薬出版, 東京

藤原勝夫（2011）姿勢制御の神経生理機構. 杏林書院, 東京

藤原知（1974）人体解剖学序説　―構造の特徴と意義―. 医歯薬出版, 東京

Gurfinkel VS, Lipshits MI, Mori S, Popov KE (1976) Postural reactions to the controlled sinusoidal displacement of the supporting platform. Agressologie. 17:71-76

金子丑之助（2000）日本人体解剖学　上巻　19版. 南山堂, 東京

Kunita K, Fujiwara K, Kiyota T, Anan K, Kaida C (2011) Trunk and pelvis inclination movement angles in the frontal plane in single stance phase during stepping in place. Health and Behavior Sciences. 9:101-106

Levine D, Whittle MW (1996) The effects of pelvic movement on lumbar lordosis in the standing position. J Orthop Sports Phys Ther. 24(3):130-135

Massion J (1992) Movement, posture and equilibrium: interaction and coordination. Prog Neurobiol. 38(1):35-56

中村隆一, 齋藤宏, 長崎浩（2012）基礎運動学第6版補訂. 医歯薬出版, 東京

Neumann DA（2012）筋骨格系のキネシオロジー　原著第2版. 嶋田智明, 有馬慶美（監訳）医歯薬出版, 東京

8章
頭頸部

　ヒトは直立したことで頭蓋が起こされ、外後頭隆起の位置が下がり、大後頭孔の位置が頭蓋底の中央に来るようになった。これにより、重い頭部を比較的小さな筋力で支えることができる（檜, 1992；Tobias, 1992）。頭蓋、脊椎および上肢帯と結びついている 20 組以上の頸筋によって、頭頸部運動が巧みに調節されている (Richmond and Vidal, 1988)。この頭頸部運動と頭蓋内の眼球の運動の組み合わせによって、動く視対象を迅速かつ正確に注視することができるようになった。頸筋に加えて咀嚼筋が弱化して頭蓋骨への付着部面積が縮小しかつ下方へ移動し、脳頭蓋が増大した。表情筋の発達も、ヒトの大きな特徴である。

1. 頭頸部を構成する骨

1）頸　椎

　7 個の頸椎すべてに共通する特徴は、横突起に横突孔があることである。これは椎骨動・静脈を通すためのものであり、胸・腰椎には認められない。これら頸椎は、第一・二番目と第三～七番目の二つに分けられる（図 1）。

　第一・二番目の頸椎は、その形状からそれぞれ環椎と軸椎と呼ばれている。環椎は、他の脊椎と異なり、棘突起や椎体部がなく、環状を呈している（図 2）。後頭骨と軸椎の関節面と接触しており、頭部の支持台のような役割を持つ。環椎の椎孔は、前弓と後弓に囲まれて形成されているが、脊髄とそれを包む硬膜が通るため、環椎に対するその

110　　運動機能解剖学

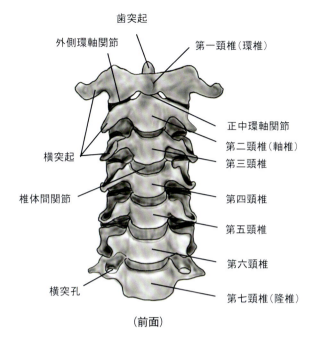

(前面)

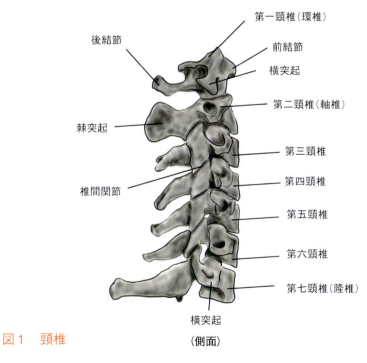

図1　頸椎

(側面)

8章　頭頸部

孔の占める割合は大きい。軸椎は、椎体の上面から大きな歯突起が上方に向かって突出し（図3）、環椎の椎体部にあたるところを貫く。

第三〜七頸椎は、胸椎や腰椎の椎骨と似た構造を持つが、椎体はそれらよりは小さい。椎体の上下面は鞍形をしており、上面は両側に鉤状突起を有する。椎孔は大きく三角形である。棘突起は下位の頸椎ほど長い。特に、第七頸椎で長く、隆椎と呼ばれている。

2）頭　蓋

頭蓋は脊柱の上端に位置し、耳小骨を除くと14種類22個の骨からなる（図4A〜C）。頭蓋骨の一部は、脳を入れる脳頭蓋（6種8個）といい、他は顔面の基礎をつくる顔面頭蓋（8種14個）という。脳頭蓋を形成する骨には、前頭骨（1個）、頭頂骨（1対）、後頭骨（1個）、側頭骨（1対）、蝶形骨（1個）、篩骨（1個）がある。顔面頭蓋を形成する骨には、鼻骨（1対）、鋤骨（1個）、涙骨（1対）、下鼻甲介（1対）、上顎骨（1対）、頬骨（1対）、口蓋骨（1対）、下顎骨（1個）がある。

下顎骨以外は全て縫合によって結合されている。胎児や新生児では、頭蓋の骨と骨との間に骨化していない膜性組織で、ゆるく結合している。特に頭蓋腔の最上部の泉門は大きい間隙をなす（図5）。このゆるい結合は、次の作用を有する。産道を通るときに頭部を変形させる、生後の脳と頭部の発育を助ける。泉門は、生後1歳までに閉じる。

後頭骨には、中枢神経系が脊髄から脳に移行する大後頭孔がある（図4）。その前外側縁の左右に丸い後頭顆があり、環椎と関節を形成する。頭蓋の上部前方にある眼窩は、眼球をすっぽりと収めるような深い窪みとなっている。

下顎骨は顎関節で側頭骨と連結される。顎関節は、下顎骨関節突起

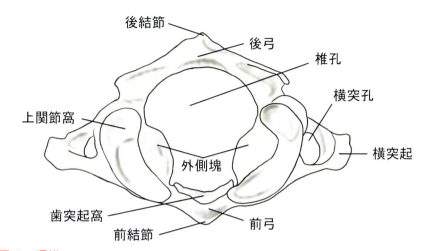

図2　環椎

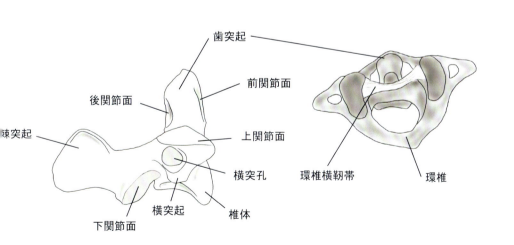

図3　軸椎と環椎横靭帯

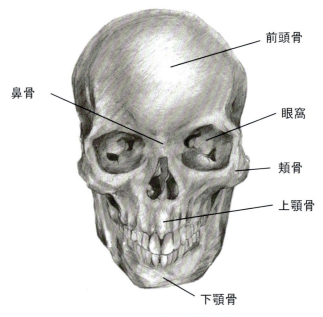

図4A 頭蓋骨（前面）

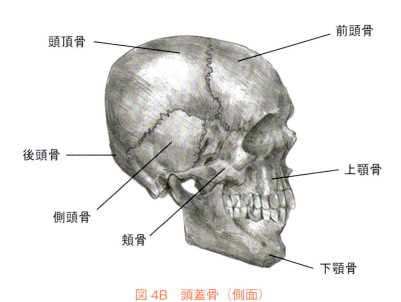

図4B 頭蓋骨（側面）

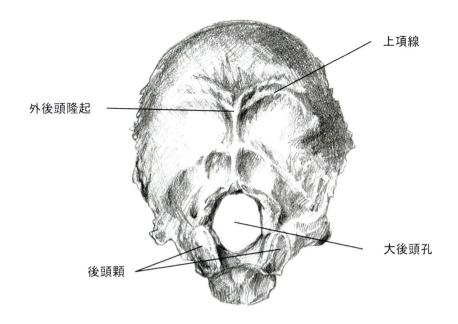

図4C　頭蓋骨（底面）

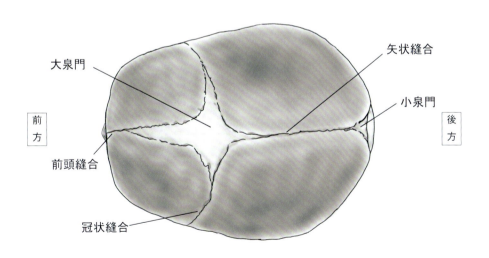

図5　大泉門と小泉門

の下顎頭と側頭骨の下顎窩との間に作られる関節で、関節腔は関節円板によって上下に分けられている（図6）。下関節で主に下顎の下制・挙上が行われ、上関節で下顎の前進・後退運動が行われる。一側の下顎骨の前進運動と反対側の後退運動が同時に生じることで、下顎の左右の運動が生じる。

2. 頸関節の構造

　頸関節は、頭蓋骨と環椎の間（環椎後頭関節）、環椎と軸椎の間（環軸関節）、軸椎以下の上下の椎骨間（椎間関節と椎体間関節）の3種類の関節に分類される。

　環椎後頭関節は、後頭骨の後頭顆と環椎の上関節窩とで形成されており（図7）、環椎に対して頭蓋が独立して動くことを可能にしている。この関節の主たる運動は屈曲と伸展である。側屈はわずかである。水平回旋は制限されている。

　環軸関節には、正中環軸関節と左右の外側環軸関節の2つがある（図1）。正中環軸関節は、環椎の歯突起窩と軸椎の歯突起とで形成される。環椎の椎孔は、両側の外側塊を結ぶ環椎横靱帯によって二分されている（図3右）。歯突起は、その前方の環椎の前弓および横靱帯によって形成された骨―靱帯輪を、突き抜けている。正中環軸関節の主たる運動は、歯突起を軸とした水平回旋である。環椎の下関節窩と軸椎の上関節面とで形成されている外側環軸関節は、正中環軸関節による回旋が水平に行えるよう、支持の役割を持つ。環軸関節の屈曲と伸展はわずかであり、側屈は制限されている。

　軸椎から第七頸椎までの椎骨間の結合は、胸椎や腰椎と同様に、椎体の上面と下面との間で形成する椎体間関節と、上位椎骨の下関節突

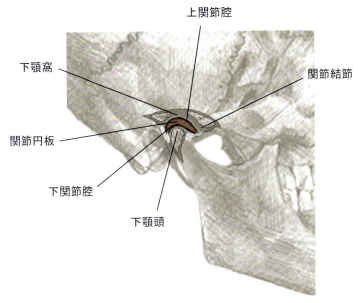

図6　下顎骨の関節円板

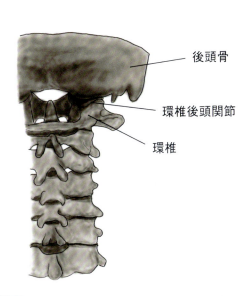

図7　環椎後頭関節

起と下位椎骨の上関節突起との間で形成する椎間関節からなる。椎間関節の関節面が水平面に対して 45°傾き、前額面に対して水平であるため（7 章　体幹 図 9）、屈曲－伸展、側屈、回旋の運動が可能となる。

3. 頸関節の運動

　頸部は脊柱の中で可動性が最も高い。頭頸部は屈曲―伸展運動、垂直軸回りの回旋運動、側屈運動、および前方突出と後方変位の運動が可能である (Neumann, 2012)。以下に運動ごとに詳細を記述する。

1）屈曲―伸展運動

　安静時の姿勢から、約 45 ～ 50°の屈曲と約 75 ～ 80°の伸展が可能である。すなわち、屈曲から伸展まで全体的に約 120 ～ 130°の運動が可能である。運動全体の約 20 ～ 25% が環椎後頭関節と環軸関節で、残りが軸椎～第七頸椎の間で行われる。

2）回旋運動

　安静時の姿勢から片側に約 80°、両側で約 160°の回旋運動が可能である。この頭頸部の回旋運動に加えて、水平面上で 160 ～ 170°の眼球運動が起こることによって、体幹の動きがほとんどない状態でも、両側視野 330°を網羅することができる。回旋運動の約 50 ～ 60% は環軸関節で生じ、残りは軸椎～第七頸椎の間で生じる。

3）側屈運動

　安静時の姿勢から片側に約 35 ～ 40°、両側で約 70 ～ 80°の側屈が可能である。側屈運動のほとんどは、軸椎～第七頸椎間で生じるが、

環椎後頭関節でも一側に約5°の運動が生じる。

4）前屈と後屈の運動

頭頸部は、頸関節の屈曲と伸展を組み合わせた前方突出（前屈）と後方変位（後屈）も行うことができる（図8）。安静頸部姿勢は、通常、完全な後屈の位置からの全可動域に対して、約35％前方の位置にある。安静頸部姿勢から前屈の最大移動は、後屈のそれの約1.8倍である。頭頸部の前屈は、下位から中位の頸椎を屈曲させ、同時に上位の頸椎を伸展させる。その前屈は、身構え姿勢の一部であり（Howorth, 1946；藤原，1994)、脳の活性化が生じるとの報告がなされている（Fujiwara et al., 2000)。前屈とは対照的に、頸部の後屈は、下位から中位の頸椎を伸展または屈曲と伸展の中間位にするのと同時に、上位頸椎を屈曲させる。

4. 頭頸部の筋

1）頸関節の運動に関わる筋

頸関節の運動に関わる頸筋は、頭蓋と上肢帯をつなぐ筋、頭蓋と椎骨をつなぐ筋、および椎骨と椎骨をつなぐ筋からなる（Richmond and Vidal, 1988)。おおまかに、最も表層にある筋は、頭蓋と上肢帯を結びつける筋、この表層下には頭蓋と脊柱を結び付ける筋、およびより深い三層目では、頸椎と胸椎を取りまく椎骨と椎骨をつなぐ筋が層状に配列されている。浅層よりも深層において、頭頸部姿勢の保持の役割が大きくなる。頸関節の運動を生じさせる筋の作用は、体幹のそれと類似しており、両側性活動は、屈曲または伸展を生じさせる。さらに、一側性活動は、側屈や回旋を起こす。椎骨と椎骨をつなぐ筋

8章　頭頸部　119

（横突 棘 筋群および短分節筋群）は、体幹と同様に、頸関節の運動に
も関与している。これら筋は、7章体幹で記述しており、ここでは省
略する。頭蓋と上肢帯を結びつける筋と、頭蓋と脊柱を結びつける筋
に焦点を当て、記述する。

（1）頸関節の伸展に関わる筋

① 頭蓋と上肢帯を結びつける筋（僧帽筋）

　僧帽筋は、三角形でシート状をした筋である。僧帽筋の上部は、後
頭骨上項線および外後頭隆起から起始し、鎖骨外側、肩甲棘、および
肩峰の上縁に停止する。この筋は、9章上肢帯と肩関節にて図13で
示す。

② 頭蓋と脊柱を結びつける筋（板状筋群、脊柱起立筋群、後頭下筋群）

　頭蓋と脊柱の間の長い背側の筋（板状筋群と脊柱起立筋群）は、種々
の方向で走行している。頭板 状 筋と頸板 状 筋からなる板状筋群は、
薄く長い筋で、包帯に似ている （図9）。頭板状筋は、第三頸椎〜第三
胸椎の棘突起から起始し、側頭骨の乳様突起と後頭骨の上項線に停止
する。頸板状筋は、第四〜六胸椎の棘突起から起始し、環椎〜第三頸
椎の横突起に停止する。さらに、棘筋、最長筋および腸肋筋からなる
脊柱起立筋群の内、頸部の運動に関わるのは、頭・頸 棘 筋、頭・頸
最 長 筋、および頸 腸 肋筋である （7章　体幹 図11 〜 13）。後頭下筋群
（大後頭 直 筋、小後頭 直 筋、上頭斜筋、下頭斜筋）は、きわめて短い筋
群である （図10）。大後頭直筋は軸椎の棘突起から、小後頭直筋は環椎
の後結節から、上頭斜筋は環椎横突起から起始し、いずれも、後頭骨の
下項線に停止する。下頭斜筋は、軸椎の棘突起から起始し、環椎の横突
起に停止する。環椎後頭関節と環軸関節の微細な運動の制御を行う。

（2）頸関節の屈曲に関わる筋

① 頭蓋と上肢帯を結びつける筋（胸鎖乳突筋）

胸鎖乳突筋は、頸部前面の浅層に張り出した筋である（図11）。胸骨柄前面と鎖骨の内側から起始し、側頭骨の乳様突起や後頭骨の上項線に停止する。頭頸部の屈曲に大きく関わるが、頸部の姿勢によっては、伸展も起こす。第三頸椎よりも上側の胸鎖乳突筋が両側に収縮すると、中位から下位頸椎に対しては強力な屈曲を起こし、環軸関節ならびに環椎後頭関節を含めた上位頸椎に対しては小さな伸展トルクを起こす。これらの作用は、頭頸部の前屈に適している。

② 頭蓋と脊柱を結びつける筋（椎前筋群、斜角筋群）

椎前筋群（前・外側頭直筋、頭・頸長筋）のうち、前頭直筋と外側頭直筋は、いずれも短い（図12-A, B）。前頭直筋は、環椎外側塊から起始し、後頭骨底部に停止する。外側頭直筋は、環椎横突起から起始し、後頭骨頸静脈突起に停止する。両筋の作用は、環椎後頭関節に限定される。前頭直筋は頸関節の屈曲に関わり、外側頭直筋は側屈に関わる。頭長筋および頸長筋は、両側性に収縮すると、頸椎の関節が屈曲する。一側の収縮では、頸関節の側屈と屈曲を補助する。頭長筋は、第三〜六頸椎の横突起から起始し、後頭骨底部に停止する。頸長筋は、3部からなる。上斜部は、第三〜五頸椎横突起から起始し、環椎前結節に停止する。垂直部は、第五〜七頸椎体から起始し、軸椎〜第四頸椎体に停止する。下斜部は、第一〜三胸椎体から起始し、第五〜七頸椎横突起に停止する。斜角筋群（前斜角筋、中斜角筋、後斜角筋）は、これらの筋とともに頸椎を安定させる（図12-C）。前斜角筋は、第三〜六頸椎の横突起から起始し、第一肋骨の前斜角筋結節に停止す

8章　頭頸部　　121

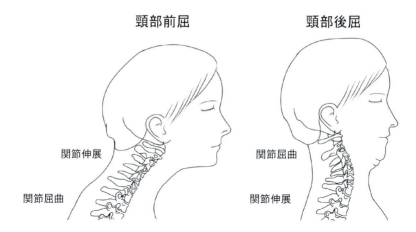

図8　頸部の前屈と後屈

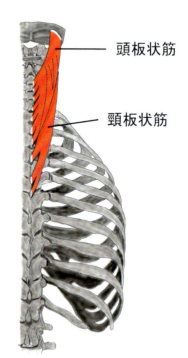

図9　頭板状筋と頸板状筋

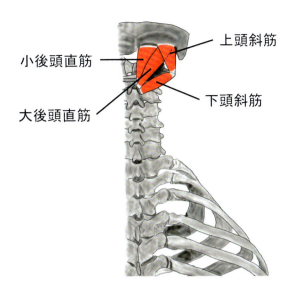

図10　後頭下筋群

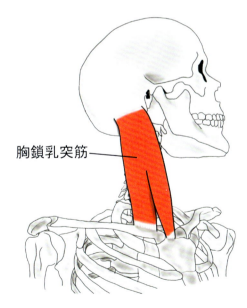

図11　胸鎖乳突筋

8章　頭頸部　123

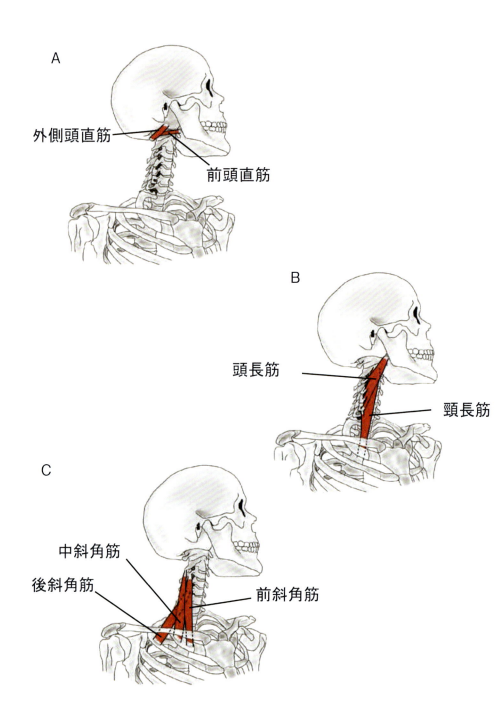

図12 椎前筋群（A, B）と斜角筋群（C）

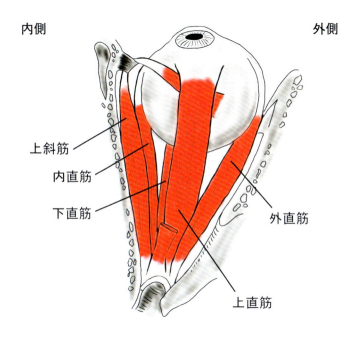

図 13　外眼筋（上方からの図）（小松崎ら〈1985〉より引用改変）

る。中斜角筋は、軸椎〜第七頸椎の横突起から起始し、第一肋骨の鎖骨下動脈溝の後方に停止する。後斜角筋は、第五〜七頸椎の横突起から起始し、第二肋骨の外側面に停止する。

（3）頸関節の側屈・回旋に関わる筋
　上述した筋のいずれも、一側が活動した場合に、頸関節の側屈が生じる。回旋については、板状筋群、脊柱起立筋群、および後頭下筋群では一側が活動した場合に、同側への回旋が生じる。対照的に、胸鎖乳突筋では、反対側への回旋が生じる。

2）頭頸部のその他の筋
　頭頸部には、他にも視覚情報の獲得に重要な眼球運動に関わる筋（外眼筋）、顔の表情をつくる筋（表情筋）、および食べるときに関わる筋（咀嚼筋）がある。

（1）外眼筋
　外眼筋は、上直筋、下直筋、外直筋、内直筋、上斜筋および下斜筋からなる (小松崎ら，1985；図 13)。上・下直筋、外・内直筋および上・下斜筋がそれぞれ対をなしている。対の一方が収縮する場合には、もう一方は弛緩する。これら筋の収縮および弛緩を組み合わせることで、さまざまな方向への眼球運動が生じる。

（2）表情筋
　以下に、目、眉、鼻および口の動きに関連する筋を、分けて説明する。目を閉じる際にはたらくのは、眼輪筋 (図 14-A) である。眼窩の入り

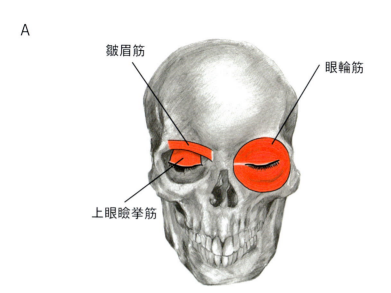
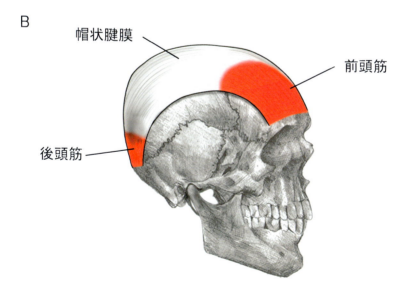

図14 眼と眉の動きと関連する筋（A：前面図，B：側面図）

口の全周を取り囲み、眼瞼にまで達する。目を開ける際にはたらくのは、上眼瞼挙筋である。眼窩内の蝶形骨から起始し、瞼板前面に停止する。眉をひそめる際にはたらくのが、皺眉筋である（図 14-A）。眉弓内側端から起こり、眉部中央の皮膚に停止する。眉間に縦皺を寄せ、不機嫌な表情にする作用がある。眉をもちあげる際にはたらくのが、前頭筋と後頭筋の 2 つからなる後頭前頭筋である（図 14-B）。前頭筋は、帽状腱膜から起始し、眉部に停止する。後頭筋は、上項線から起始し、帽状腱膜に停止する。頭皮を動かし、額に皺を寄せることができる。

　鼻の動きに関連する筋には、鼻筋、鼻根筋、鼻中隔下制筋の 3 つがある（図 15）。鼻筋は横部と鼻翼部からなる。これらの筋のうち、鼻の孔を狭める際にはたらくのが、鼻筋の横部である。上顎骨から起こり、鼻背の腱膜に停止する。対照的に、鼻の孔を広げる際にはたらくのが、鼻筋の鼻翼部と鼻中隔下制筋である。いずれも上顎骨から起こり、鼻筋の鼻翼部は鼻翼軟骨に、鼻中隔下制筋は鼻中隔に停止する。鼻筋の鼻翼部は鼻翼軟骨を外下方に引っ張ることによって、鼻中隔下制筋は鼻中隔を引き下げることによって、鼻孔を拡張する。鼻に皺を寄せる際にはたらくのは、鼻根筋である。鼻骨と外側鼻軟骨から起こり、眉間の皮膚に停止する。眉間の皮膚を引き下げて、鼻背の皮膚に横皺をつくることで、不機嫌な表情にする作用がある。

　口を閉じ、口笛を吹くときのように口をすぼめる動作のときにはたらくのが、口輪筋である（図 16）。口輪筋は、口裂をとり巻く筋線維から構成される。口角を下方に、下唇を下方外側に引き、不機嫌な顔つきをするときにはたらくのが、それぞれ口角下制筋と下唇下制筋である。いずれも下顎骨から起こり、口角下制筋は、口角付近の皮膚と口輪筋上部に、下唇下制筋は、下唇正中部に停止する。ふくれ面や、

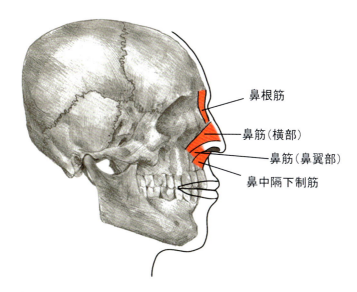

図 15　鼻の動きと関連する筋

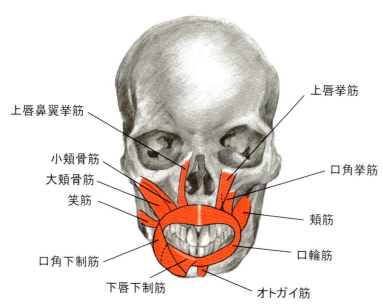

図 16　口の動きと関連する筋

8章　頭頸部

すねた表情をするときのように、下唇を前に突き出すときにはたらくのが、オトガイ筋である。下顎切歯の下方から起始し、オトガイ部の皮膚に停止する。悲しいときや怒ったときのように、上唇を引き上げる際にはたらくのが、上唇挙筋と上唇鼻翼挙筋である。いずれも上顎骨から起こり、上唇挙筋は口輪筋に合流して上唇の皮膚に、上唇鼻翼挙筋は鼻翼軟骨と上唇の皮膚に停止する。笑うときのように口角を引き上げる際にはたらくのが、笑筋、大頬骨筋、小頬骨筋および口角挙筋である。笑筋は咬筋の筋膜、大・小頬骨筋は頬骨、口角挙筋は犬歯窩から起こり、口角の皮膚あるいはその内側寄りの上唇部に停止する。頬をくぼませる際にはたらくのは、頬筋である。上・下顎骨後部から起こり、口角に停止する。

(3) 咀嚼筋

食物を嚙み砕くなどの咀嚼運動には、下顎挙上筋である咬筋、側頭筋、内側翼突筋および外側翼突筋が関わる（Oatis, 2016; 図17）。これらの筋はまとめて咀嚼筋と呼ばれている。主に下顎を挙上する作用があり、直立位においては、わずかな収縮で大きな開口を防ぐことができる。またさらに、各筋で下顎挙上以外の異なる役割がある。咬筋は、頬骨弓から起始し、下顎角の外側面に停止する。咬筋の浅部は深部より前方にあり、かつ斜め後ろ方向に走行している。深部は、垂直方向に走行する。これらの特徴によって、両側収縮では強い咬合が、一側収縮では下顎骨の同側変位が生じる。側頭筋は、側頭筋膜と側頭窩から起始し、下顎骨の筋突起へ停止し、斜め上方向への扇形の形状を成す。両側収縮では下顎骨の後方変位が、一側収縮ではその変位に加えて、同側変位が生じる。内側翼突筋は、翼突窩から起始し、下顎角内

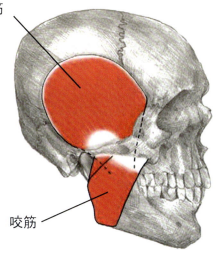

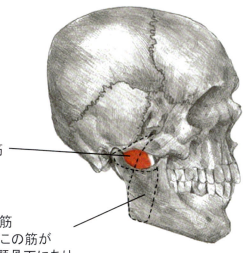

図17　咀嚼筋

面の翼突起粗面に停止し、矢状面では後下方、前額面では頭蓋から下顎へ突き出すような斜め外側方向を走行している。外側翼突筋は、翼状突起外側板および蝶形骨大翼の下面から起始し、下顎頸の翼突筋窩および顎関節円板に停止し、水平方向に走行している。両筋とも、両側収縮では下顎骨の前方変位が、一側収縮では対側変位が生じる。これらの筋の収縮の組み合わせによって、さまざまな方向への咀嚼運動が可能である。

〈参考文献〉

藤原勝夫（1994）構え姿勢と反応動作の速さ. Jpn J Sports Sci 13: 739-749

Fujiwara K, Kunita K, Toyama H (2000) Changes in saccadic reaction time while maintaining neck flexion in men and women. Eur J Appl Physiol 81:317-324

檜 學（1992）めまいの科学―心と身体の平衡―. 朝倉書店, 東京

Howorth B (1946) Dynamic Posture. J Am Med Assoc (Chicago) 131:1398-1404

小松崎 篤, 篠田義一, 丸尾敏夫（1985）眼球運動の神経学. 医学書院, 東京

Neumann DA（2012）筋骨格系のキネシオロジー 原著第2版. 嶋田智明, 有馬慶美（監訳）医歯薬出版, 東京

Oatis CA (2016) Kinesiology: The mechanics and pathomechanics of human movement 3rd ed. Wolter Kluwer, Philadelphia

Richmond FJR, Vidal PP (1988) The motor system: Joints and muscles of the neck. Peterson BW, Richmond FJ (eds), Control of head movement, Oxford University Press, New York, pp.1-21

Tobias PV (1992) The upright head in hominid evolution. Berthoz A, Graf W, Vidal PP (eds), The head-neck sensory motor system, Oxford University Press, New York, pp.5-13

9章
上肢帯と肩関節

　我々の身体の構造や行動には、木に登っていた頃の名残がみられる。それは、類人猿と同様の、腕わたり（ブラキエーション）に適した構造・機能である。ヒトの肩関節は、大きな可動性を有し、上肢の複雑な運動を可能にしている。ヒトの胸郭は、幅広く、前後に扁平であり、肩甲骨はその背側に位置している。それに対して、多くの四足動物では外側に位置している。その構造を基に、投げたり、持ち上げたり、上肢を使った体操の各種の技を披露できる。特に投動作はヒトで特異的に発達したと考えられている。肩甲骨と鎖骨で上肢帯の骨格を形成し、上肢帯によって体幹と上肢とが連結されている。上肢帯の働きによって、上肢運動の安定性と広範な可動性が保障されている。

1. 肩関節を構成する骨

　肩関節は、鎖骨、肩甲骨、上腕骨によって構成される。肩関節の複雑な運動は、肩鎖関節、胸鎖関節、肩甲上腕関節が連動してもたらされる。

　鎖骨の内側半分は前方に凸、外側半分は後方に凸となって、ゆるやかなＳ字状を呈する。その両端を胸骨端、肩峰端といい、それぞれ胸骨および肩峰と関節を形成する（図1）。

　肩甲骨は、外側角、上角、下角を頂点とする三角形の扁平な骨体と、大小２つの突起を有する（図1, 2）。その突起は、肩甲棘および烏口突起であり、肩甲棘の外側先端は肩峰となる。外側角は大きく膨らみ、関節窩となっている。三角形の三辺はそれぞれ、外側縁、内側縁、上

134　運動機能解剖学

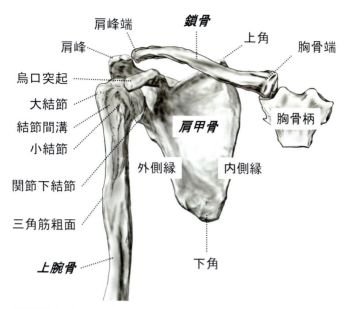

図1 肩関節を構成する骨（前面）

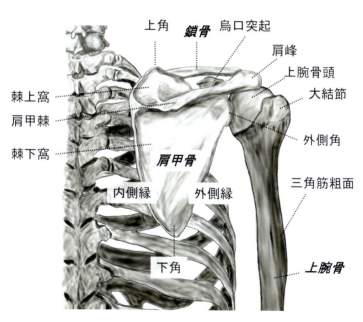

図2 肩関節を構成する骨（後面）

縁と呼ばれる。後面（背面）には肩甲棘が隆起し、その上下の骨面は若干窪んでおり、棘上窩、棘下窩と呼ばれている。外側角の上部には関節上結節が、下部には関節下結節が、外側角の内側上部には烏口突起が存在する。これらの多くは、筋の付着部となる。

　上腕骨は、近位端に、上腕骨頭、解剖頸、大・小結節を有する（図1，2）。上腕骨頭は上内側後方を向き、肩甲骨の関節窩と連結する。解剖頸は上腕骨辺縁のくびれを示し、その下部前面に小結節と小結節稜が、外側面に大結節と大結節稜が、それぞれ隆起する。この2つの隆起の間を結節間溝が走る。骨幹は上腕骨体と呼ばれ、その上半分の外側面にある隆起は三角筋粗面と呼ばれる。

2. 上肢帯の関節構造

　肩甲骨が関わる関節には、肩甲上腕関節、胸鎖関節、肩鎖関節、肩甲胸郭関節がある。

　肩甲上腕関節は、肩甲骨の関節窩と上腕骨頭が作る多軸性の球関節である。関節窩は浅く、安定性に欠けるが、人体で最大の可動域を有する。関節窩の周縁には、軟骨性の関節唇が存在し、関節面をわずかに広げている（図3）。肩関節は、薄い関節包で覆われている。関節包は関節唇の外側から上腕骨の解剖頸に達し付着する。関節包の前面には上・中・下の関節上腕靭帯が、上面には烏口上腕靭帯（付着部：烏口突起外側縁−上腕骨大結節近く）が存在する（図4）。肩関節の上方を肩峰と烏口上腕靭帯が覆い、上腕骨の上方移動を制限する。関節包の周囲（前・上・後方）は、回旋筋群（肩甲下筋、棘上筋、棘下筋、小円筋）の停止腱で覆われている。この構造は、逆U字の形状からローテーター・カフとも呼ばれている（図5）。また、関節包内を上腕二頭

136　　運動機能解剖学

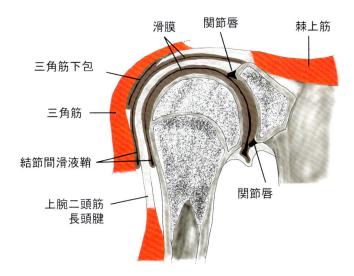

図3 肩関節と上腕二頭筋

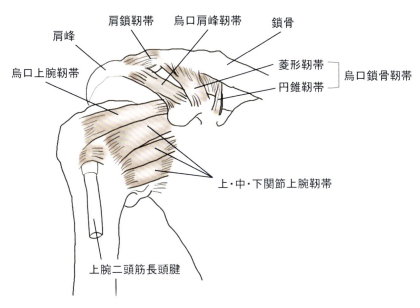

図4 肩関節前面の靭帯

筋長頭腱が通り、回旋筋群の腱と共に、肩関節の安定に寄与する（図6）。

胸鎖関節は、鎖骨の骨端と胸骨の鎖骨切痕とで構成される。鎖骨は、胸骨上端よりも若干大きく、上方に突出する。この関節は、関節円板を介在して、広い運動域を持ち、楕円運動を行う。鎖骨が回旋することで、肩甲骨の可動域をさらに広げている。関節は、前・後胸鎖靭帯と鎖骨間靭帯によって補強される。その外側には、第一肋骨と鎖骨を連結する肋鎖靭帯が存在し、鎖骨胸骨端の上方移動を制限する。

肩鎖関節は、肩峰と鎖骨の肩峰端との間の平面関節であり、約40°の回旋運動をなしうる。この関節は、関節包上面の肩鎖靭帯に加え、関節から離れて位置する烏口鎖骨靭帯（菱形靭帯、円錐靭帯）によって、補強される（図4）。

肩甲胸郭関節は、肩甲骨前面と胸郭の後外側面とが、肩甲下筋、前鋸筋および脊柱起立筋を挟んで接触する部位であり、真の関節ではない。肩関節での広範な運動が可能なのは、この関節でもたらされる大きな可動性による。

3. 肩関節の運動様式

肩甲骨は、胸郭後面の肋骨との間で、肩甲胸郭関節を形成する。その運動は、挙上・下制、前方牽引・後退、上方回旋・下方回旋よりなる（図7）。肩鎖関節の運動は、肩甲骨の上方回旋・下方回旋、前傾・後傾、内旋・外旋よりなる（図8）。胸鎖関節の運動は、鎖骨の挙上・下制、前方牽引・後退、軸回旋よりなる（図9）。肩甲上腕関節の運動は、上腕骨の屈曲・伸展、外転・内転、外旋・内旋よりなる（図10）。野球の投球動作における、振り上げ動作および肩関節の水平外転において、上

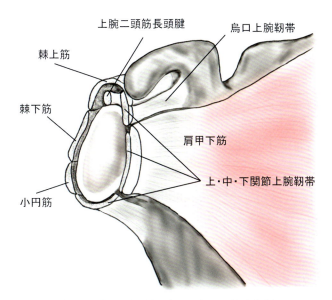

図5 ローテーター・カフ（坂井ら〈2008〉より引用改変）

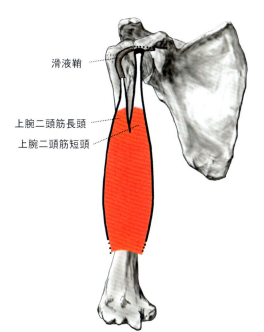

図6 上腕二頭筋腱の走行

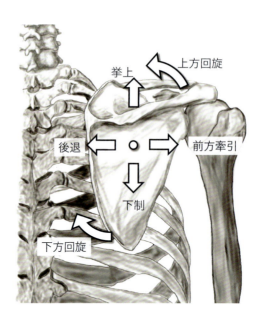

図7　肩甲胸郭関節の運動

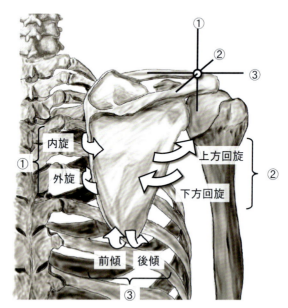

図8　肩鎖関節の運動

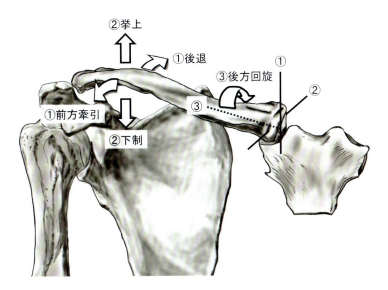

図 9　胸鎖関節の運動

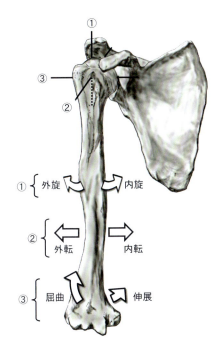

図 10　肩甲上腕関節の運動

9章　上肢帯と肩関節　　141

腕骨の大きな外旋が認められる（図11）。この動作によって、大胸筋などの肩関節前面の筋、腱、および靭帯が伸張され、パワフルな腕の振りを生み出す。

　これらの各関節の運動は、連動している。例えば、上腕の外転運動では、30°を過ぎると、肩甲上腕関節の外転と肩甲胸郭関節の上方回旋の運動が、ばらつきはあるがおよそ２：１の比率で生じる。この比率を、肩甲上腕リズムと呼ぶ。上腕の180°外転位では、肩甲上腕関節が120°外転、肩甲胸郭関節が60°上方回旋の組み合わせとなる（図12）。

4. 上肢帯運動に関わる筋

　体幹から起こり上肢帯・上腕骨に停止する筋がある。この筋は上肢帯の保持と運動に関わり、浅背筋と浅胸筋に区分される。上腕骨に停止する筋（広背筋、大胸筋）は、肩関節の運動にも関わる。

1）浅背筋（僧帽筋（図13）、肩甲挙筋、大・小菱形筋（図14））

　最も表層に僧帽筋が位置し、筋束の走行によって、上部、中部、下部線維に区分される。いずれも主に脊柱から起こり、上部は鎖骨と肩峰に、中部は肩甲棘に、下部は肩甲棘内側部に停止する。その深層に肩甲挙筋と大・小菱形筋が位置する。いずれも脊柱から起こり、それぞれ肩甲骨の上角と内側縁に停止する。

2）浅胸筋（大胸筋（図15）、小胸筋、鎖骨下筋（図16）、前鋸筋（図17））

　胸部の表層に大胸筋が存在し、鎖骨部、胸肋部、腹部から起こり、

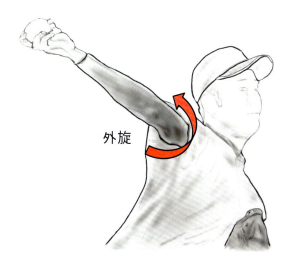

図 11　野球の投球動作における上腕骨の外旋運動

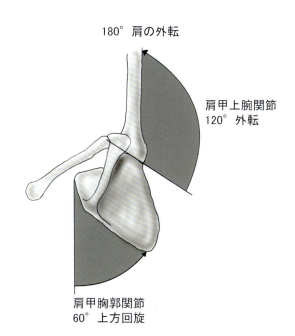

図 12　肩甲上腕リズム

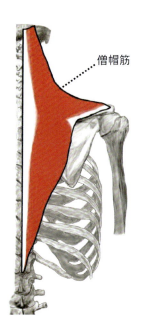

図 13　僧帽筋

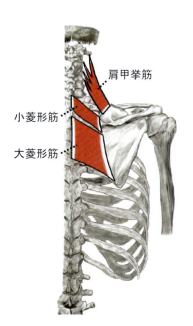

図 14　肩甲挙筋と菱形筋群

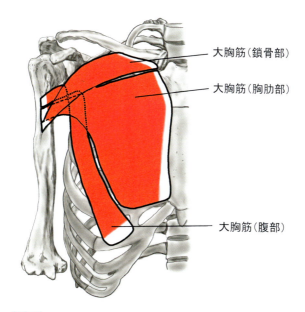

図15 大胸筋

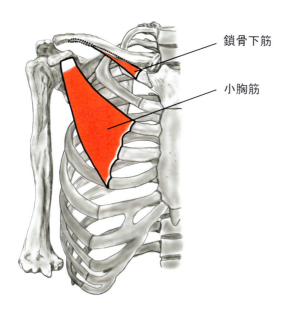

図16 小胸筋と鎖骨下筋

9章 上肢帯と肩関節　145

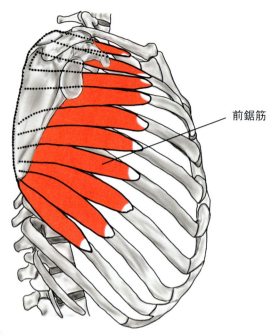

図17　前鋸筋

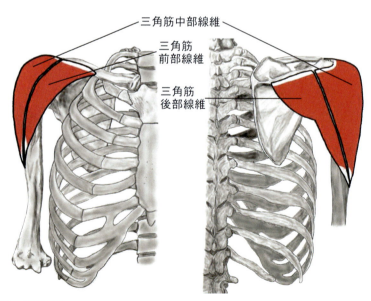

図18　三角筋

上腕骨に停止する。小胸筋は、大胸筋の深層に位置し、第二〜五肋骨からおこり、烏口突起に停止する。前鋸筋は、第一〜九肋骨から起こり、肩甲骨の内側を走り、その上角・内側縁・下角に停止する。鎖骨下筋は、鎖骨と第一肋骨の間に位置する。

5. 肩関節運動に関わる筋

1）上肢帯 - 上腕骨間の筋（三角筋（図18）、棘上筋、棘下筋、小円筋、大円筋（図19）、肩甲下筋、烏口腕筋（図20））

三角筋は、上肢帯から広く起こり、肩関節を覆い、上腕骨の三角筋粗面に停止する。その起始は、鎖骨、肩峰、肩甲棘であり、それぞれ前部、中部、後部線維と呼ぶ。それぞれ、肩関節の屈曲、外転、伸展に関与する。棘上筋、棘下筋、小円筋は、それぞれ肩甲骨の棘上窩、棘下窩、外側縁より起こり、いずれも上腕骨大結節に停止する。棘上筋は肩関節の外転に、棘下筋と小円筋は、肩関節の外旋に関与する。烏口腕筋は、肩甲骨烏口突起より起こり、上腕骨内側面に停止し、肩関節の屈曲に関与する。

2）体幹 - 上腕骨間の筋（大胸筋（図15）、広背筋（図21））

大胸筋は、起始部によって鎖骨部、胸肋部、腹部に区分される。その中で、胸肋部が最も強大である。広背筋は、一部は僧帽筋に覆われ、大部分は皮膚の直下に位置し、大円筋の下縁を通り、上腕骨の前方に停止する。いずれも、肩関節の内転運動の主動筋である。

3）上肢帯 - 前腕骨間の筋（上腕二頭筋（図22）、上腕三頭筋（図23））

上腕二頭筋、上腕三頭筋ともに、肩関節に対しては補助的な作用を

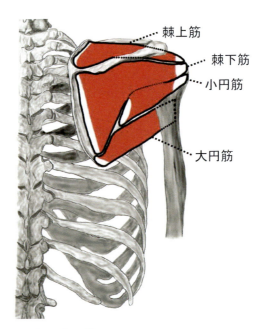

図19　棘上・下筋と小・大円筋

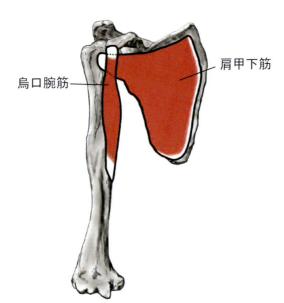

図20　烏口腕筋と肩甲下筋

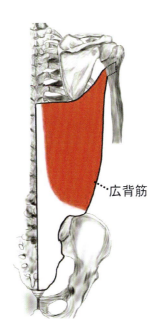

図 21　広背筋

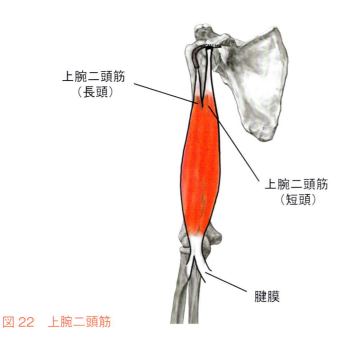

図 22　上腕二頭筋

9章　上肢帯と肩関節　　149

有する。上腕二頭筋の長頭は、肩甲骨関節上結節より長頭腱が起こり、それが肩関節内の腱鞘を通り、橈骨粗面と前腕筋膜に停止する。その短頭は、肩甲骨烏口突起より起こり、尺骨粗面に停止し、肩関節の屈曲に関与する。これらの筋は、肩関節の屈曲に補助的に関与する。上腕三頭筋は、起始部によって長頭、外側頭、内側頭に区分される。その中で、長頭のみが肩甲骨関節下結節に起始を有し、肩関節の伸展に補助的に関与する。他は、上腕に起始部を有するので、肘関節のところで記述する。

6. 肩甲胸郭関節運動に関わる筋

この関節運動は、挙上、下制、前方牽引、後退、上方回旋、下方回旋に区分される(図7)。挙上には僧帽筋上部線維、肩甲挙筋、菱形筋が、下制には僧帽筋下部線維、広背筋、小胸筋、鎖骨下筋が関与する。前方牽引には前鋸筋が、後退には僧帽筋中部線維、菱形筋、僧帽筋下部線維が関与する。上方回旋には前鋸筋、僧帽筋上部・下部線維が、下方回旋には菱形筋、小胸筋が関与する。

7. 腕の挙上に関与する筋

腕を頭上に持っていく、すなわち腕の挙上運動に関与する筋は、次の3つのグループに分けることができる。それは、(1) 肩甲上腕関節で上腕骨を挙上する筋(外転:三角筋前部・中部線維、棘上筋 (図24-A)、屈曲:烏口腕筋、上腕二頭筋長頭)、(2) 肩甲胸郭関節の上方回旋を制御する肩甲骨筋(前鋸筋、僧帽筋上部・下部線維)(図24-B)、(3) 肩甲上腕関節での動的安定性や関節包内運動を制御する回旋筋群(棘上筋、棘下筋、小円筋、肩甲下筋)(図24-C) である。

150 　運動機能解剖学

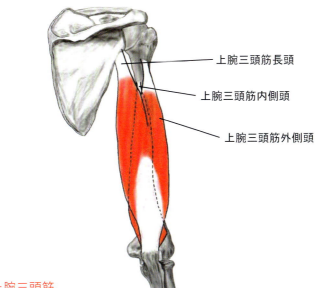

図23 上腕三頭筋

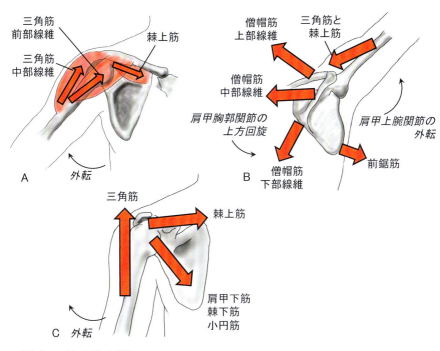

図24 腕の挙上筋

9章 上肢帯と肩関節 151

〈参考文献〉

Calais-Germain B（2014）Anatomy of Movement revised edition. Eastland Press, Seattle

Drake DL, Vogl AW, Mitchell AWM (2016) グレイ解剖学　原著第 2 版. 塩田浩平，瀬口春道，大谷浩，杉本哲夫（訳），医歯薬出版，東京

藤原知 (1974) 人体解剖学序説　―構造の特徴と意義―. 医歯薬出版，東京

森於菟，小川鼎三，大内弘，森富（1968）解剖学第 1 巻. 金原出版，東京

中村隆一，齋藤宏，長崎浩（2012）基礎運動学第 6 版補訂. 医歯薬出版，東京

Neumann DA（2012）筋骨格系のキネシオロジー　原著第 2 版. 嶋田智明，有馬慶美（監訳）医歯薬出版，東京

坂井建雄，宮本賢一，小西真人，工藤宏幸（2008）カラー図解　人体の正常構造と機能　X運動器　改訂第 2 版. 日本医事新報社，東京

桜井 伸二（1992）投げる科学. 大修館書店，東京

10章
肘関節と前腕

　肘関節と前腕は、屈曲・伸展と回内・回外の組み合わせにより自由に動く。肘関節の屈曲・伸展により、上肢の機能的な長さを調節する。前腕の回内は手掌を下に、回外は手掌を上に向ける。これらの運動は、様々な日常生活活動および上肢を用いるスポーツ活動に欠かせないものである。肘関節に対応する下肢の膝関節は、下肢の歩行機能に関係して、屈伸運動のみに限られている。それに対して肘関節は、回旋運動(回内・回外)が可能である。肘と前腕が相互的に作用することによって、手の位置を自由に動かすことができ、上肢の機能を高めている。

1. 肘関節を構成する骨
　肘関節は、上腕骨、尺骨、橈骨によって構成される。

　上腕骨 (図1) の遠位端は、前後に平たく大きくなり、側方に内側上顆と外側上顆の2つの突起がある。これらは、靭帯や前腕の筋の起始部となる。2つの上顆の間は関節面となり、上腕骨顆と呼ばれる。上腕骨顆は、内側の上腕骨滑車と外側の上腕骨小頭に分けられる。前面には上腕骨滑車のすぐ上に鈎突窩が、上腕骨小頭の上に橈骨窩があり、肘関節屈曲時にそれぞれ尺骨の鈎状突起と橈骨頭が入る。後面には大きな肘頭窩があり、肘関節伸展時に尺骨の肘頭が入る。

　尺骨 (図2) は、近位端が大きく遠位端が小さい。近位部には2つの大きな突起があり、上方が肘頭、前方が鈎状突起である。両者の間は大きく凹み、滑車切痕と呼ばれる。鈎状突起の外側面には橈骨切痕という小さなくぼみがあり、橈骨頭と関節する。鈎状突起の遠位に

154　　運動機能解剖学

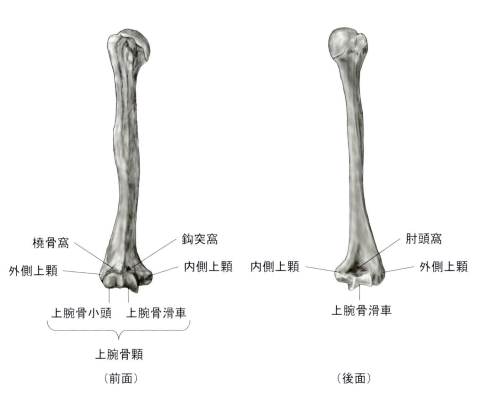

図1 上腕骨

は、上腕筋の付着部である尺骨粗面がある。骨幹は尺骨体と呼ばれ、三角柱状である。橈骨側の外側縁は鋭く、骨幹縁と言われ、橈骨との間にある骨間膜がつく。尺骨遠位部は尺骨頭と呼ばれる。外側には橈骨と関節する関節環状面があり、内側には尺骨茎状突起がある。

橈骨（図２）は、近位部が小さく、遠位部が大きい。近位端は、円板状の橈骨頭である。その上面は浅く凹んでいる。橈骨頭の外周は、尺骨の橈骨切痕に対する環状の関節面となる。橈骨頭の下方は細く、橈骨頸と呼ばれる。そのすぐ下の前内側に、結節状の橈骨粗面があり、上腕二頭筋が付着する。遠位端には、外側に橈骨茎状突起がある。これは尺骨の茎状突起よりも大きい。遠位端の内側はやや凹み、尺骨切痕と呼ばれ、尺骨頭と関節する。下面は手根関節面となり、橈骨手根関節を作る。

2. 肘関節の構造と機能

肘関節は複合関節であり、腕尺関節、腕橈関節、および上橈尺関節の３つの関節から構成されている（図３）。腕尺関節は、上腕骨滑車と尺骨の滑車切痕とで作られる蝶番関節（らせん関節）であり、肘関節の主体となる関節である。この関節の強固な適合により、肘関節の安定性の大部分が確保されている。腕橈関節は、上腕骨小頭と橈骨頭の関節窩とで作られる球関節であり、その運動は腕尺関節および上橈尺関節の運動に従う。上橈尺関節は、橈骨と尺骨の間の関節であり、回内・回外運動にかかわる（詳細は後述）。

これら３つの関節が、共通の関節包で包まれている。関節包の前面と後面は、肘の屈曲・伸展をスムーズに行うために緩くなっている。内側と外側は肥厚して側副靭帯となり、肘関節の屈伸運動を安定させ

156　　運動機能解剖学

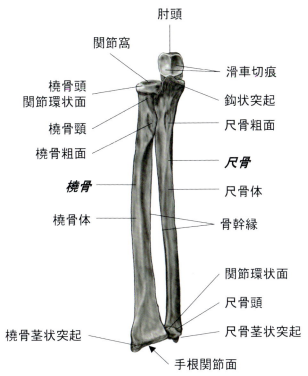

図2 橈骨と尺骨（前面）

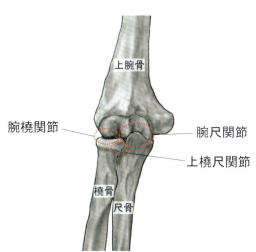

図3 肘関節（前面）

る。内側側副靱帯は上腕骨内側上顆から尺骨近位端内側部に、外側側副靱帯は上腕骨外側上顆から橈骨輪状靱帯を経由して尺骨近位端外側部につく（図4）。肘の側副靱帯の外傷によって、肘の安定性が著しく損なわれる。内側側副靱帯は、転倒時に手をついたときに、肘が完全伸展した状態で大きな外反力が加わると特に受傷しやすい。また、非荷重の連続した外反負荷でも損傷しやすい。この傷害は、物を上から投げるスポーツ、特に野球の投球動作で多く見られる。肘の外反トルクが最大になるのは、投球動作のコッキング後期、加速期であり、疼痛と不安定性が顕著になる（Neumann, 2012）。

3. 橈骨と尺骨の連結

　橈骨と尺骨は、上橈尺関節、下橈尺関節、および前腕骨間膜によって連結される（図5）。上橈尺関節は肘関節の一部で、橈骨頭の関節環状面と尺骨の橈骨切痕との間で作られる車軸関節である。橈骨輪状靱帯が橈骨頭の関節環状面を取り巻き、橈骨頭を尺骨に固定している。この中で橈骨頭の回旋が起こる。下橈尺関節は、橈骨の尺骨切痕と尺骨頭の関節環状面との間で作られる車軸関節である。両骨の下端は、関節円板によって強く連結する。この関節円板によって、下橈尺関節は橈骨手根関節から隔てられる。前腕骨間膜は、橈骨と尺骨の骨幹縁を結ぶ強靱な線維膜であり、橈骨から尺骨に向かって斜め下へ走行する。骨間膜の役割は、橈骨を尺骨に強固に固定し、手の外在筋の付着部となることである。

4. 肘関節の運動様式

　肘関節の主な運動は屈曲・伸展運動であり、主として腕尺関節で行

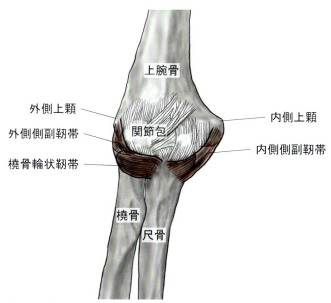

図4　肘関節の靱帯

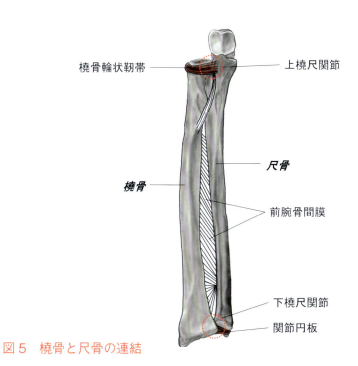

図5　橈骨と尺骨の連結

10章　肘関節と前腕　159

われる。腕橈関節の運動は随伴するに過ぎない。上腕骨滑車の軸は斜めになっており、内側が外側よりも低くなる。このため、前腕回外位で肘関節を伸展すると、上腕骨と尺骨は完全には平行にならず、約10°外方に傾く（生理的外反肘）（図6）。これは、物を手にさげて運ぶとき、この外反により物を大腿から離して運べることから、運搬角とも呼ばれる。

5. 前腕の運動様式

肘関節の90°屈曲位において、手掌を下に向ける運動を回内、上に向ける運動を回外という。回内と回外は、上橈尺関節と下橈尺関節において、垂直軸を中心とする回旋運動である。前腕回旋軸は、橈骨頭と尺骨頭を通る。尺骨は腕尺関節で固定されるため、橈骨が尺骨の周りを回転する。すなわち、上橈尺関節では、尺骨の橈骨切痕と橈骨輪状靱帯とで作られる環の中を橈骨頭が回り、それに伴って下橈尺関節では、橈骨の遠位端が尺骨の周りを回転する（図7）。回内では、橈骨と尺骨がX字状に交叉するように位置し、回外では、橈骨と尺骨とが平行に並ぶようになる。手は橈骨と連結しているため、橈骨の回転とともに手掌の向きが変わる。

6. 肘関節の運動に関わる筋

肘関節の屈曲に作用する筋は、上腕二頭筋（図8）、上腕筋（図9）、腕橈骨筋（図10）である。上腕二頭筋は、肘関節の主要な屈筋であるとともに、強力な回外筋でもある。起始は長頭と短頭の2頭からなり、長頭は肩甲骨の関節上結節から、短頭は肩甲骨の烏口突起から起こる。停止は橈骨粗面である。一部は腱膜（上腕二頭筋腱膜）となって、前

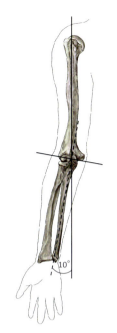

図6　生理的外反肘（運搬角）

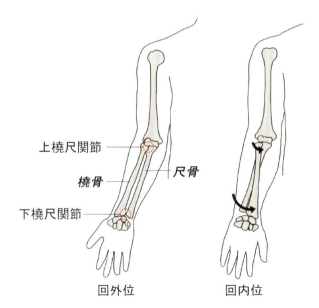

図7　回内・回外時の橈骨の動き（Neumann〈2012〉より引用改変）

10章　肘関節と前腕　161

腕の筋膜に放散する。前腕回外位で肘関節が 90°屈曲した状態時に最も屈曲作用が大きくなる。上腕筋は、上腕二頭筋より深層で、上腕骨の前面下半部から起こり、尺骨粗面に停止する。上腕二頭筋よりも大きな筋断面積を持ち、前腕の回旋肢位による影響を受けずに肘の屈曲に作用する。腕橈骨筋は、上腕骨外側縁の遠位部から起こり、橈骨茎状突起に停止する。大きな負荷がかかったときの肘関節屈曲で積極的な活動がみられ、前腕回外位では回内に、前腕回内位では回外に働く（それぞれ中間位まで）。

　肘関節の伸展に作用する筋は、上腕三頭筋と肘筋である（図 11）。上腕三頭筋は、長頭、外側頭、内側頭の 3 頭からなり、長頭は肩甲骨の関節下結節から、外側頭と内側頭はそれぞれ上腕骨の後面上部および下部から起こる。3 つの頭は合わさって大きな筋腹となって下行し、尺骨の肘頭に停止する。通常の肘関節伸展時には内側頭のみが働き、強い伸展時にはさらに長頭と外側頭も働く。肘筋は、上腕三頭筋の一部が分離した小筋で、肘関節の伸展を補助する。上腕骨外側上顆後面から起こり、尺骨の肘頭に停止する。

7. 前腕の運動に関わる筋

　前腕の回内に作用する筋は、円回内筋と方形回内筋である（図 12）。円回内筋は、上腕骨の内側上顆（上腕頭）と尺骨の鈎状突起（尺骨頭）から起こり、前腕前面を走行して橈骨外側面に巻き付くように停止する。この筋はまた、肘関節の屈曲にも作用する。方形回内筋は、前腕の深層に位置し、尺骨前面の遠位部から起こり、橈骨前面の遠位部に停止する。方形回内筋は、円回内筋よりも強力な回内筋である。

　前腕の回外に作用する筋は、上腕二頭筋と回外筋（図 13）である。

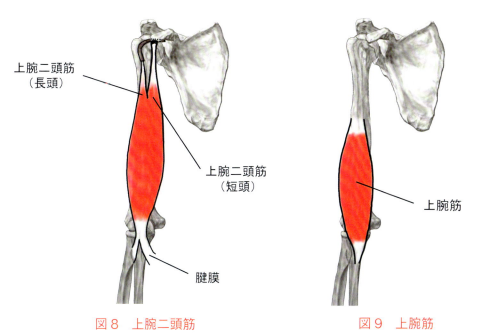

図8 上腕二頭筋

図9 上腕筋

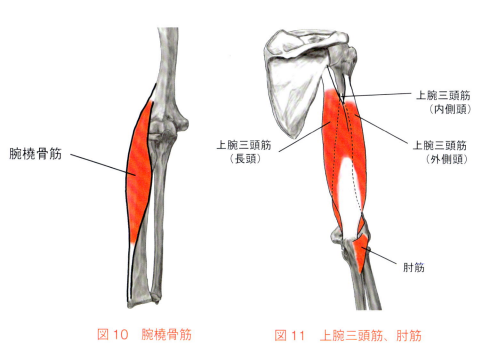

図10 腕橈骨筋

図11 上腕三頭筋、肘筋

10章 肘関節と前腕 163

上腕二頭筋は、回外筋の 2 ～ 4 倍の筋力を発揮する強力な前腕回外筋であり、肘を屈曲すると同時に前腕を回外する。回外筋は、上腕骨の外側上顆および肘関節の外側側副靱帯から起こり、橈骨前面の近位部に巻き付くように停止する。前腕の回外運動の最中、肘の角度や動作の速さ・強度にかかわらず、絶えず働く。

〈参考文献〉

Neumann DA（2012）筋骨格系のキネシオロジー　原著第 2 版. 嶋田智明, 有馬慶美（監訳）医歯薬出版, 東京

坂井建雄, 宮本賢一, 小西真人, 工藤宏幸（2008）カラー図解　人体の正常構造と機能　Ⅹ運動器　改訂第 2 版. 日本医事新報社, 東京

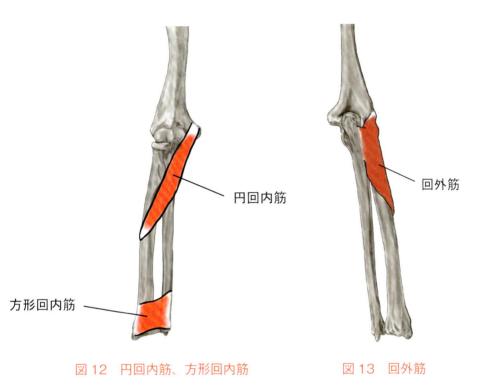

図 12　円回内筋、方形回内筋　　　　図 13　回外筋

11 章

手と手関節

　ヒトの手は、直立二足歩行の獲得に伴い、移動（ロコモーション）の役割から解放された。その手で道具をつくり、それを器用に操作できるようになった。手の大きな特徴は、指の極めて高い可動性にある。特に母指は、自由度を増し、その他の四指と対向でき、精度の高いつまみ動作ができるようになった。手掌面には窪み（アーチ）ができ、多種多様な形や重さの物を把持し、様々な力で扱うことを可能にした。ただし、手は、足に比べて持久性は著しく低いが、依然として支持機能も維持され、動作の多様性を保障している。

1. 手を構成する骨

　手の骨は、手根骨、中手骨および指骨に大別される （図1）。手根骨と中手骨は、外表からみると区分がはっきりしないため、この2つと水かきの部分を合わせて、前面を手掌といい、反対側を手背（手の甲）という（鎌倉，1989）。

　手根骨は、手首を構成する骨で、8個の小さな骨からなる。便宜的に、近位列と遠位列に区分される。近位列は、橈側から尺側方向の順に、舟状骨、月状骨、三角骨、豆状骨で構成され、遠位列は同様に大菱形骨、小菱形骨、有頭骨、有鈎骨で構成される。舟状骨には、掌側に舟状骨結節という隆起がみられる。豆状骨は、最も小さい手根骨で、いくつかの筋や靱帯の付着部位となっている。この骨は、三角骨の掌側に位置しており、前腕や有鈎骨との関節面はない。大菱形骨は、掌側に大菱形骨結節が隆起する。有頭骨は、手根骨の中で最も大きく、

166　　運動機能解剖学

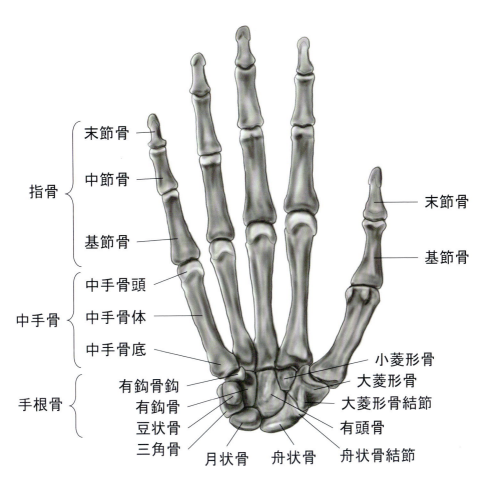

図1 手の骨（掌側面）

手根のほぼ中央にあり、手根運動の中心となる。有鈎骨は、掌側にかぎ状の有鈎骨鈎が隆起する。手根骨は、隣り合う骨同士が互いに靱帯で結ばれ、全体で手根の骨格を形成する。手根の骨格は、全体としてみると、手掌面が凹んでいる。手掌面の内外側両縁は、それぞれ内側手根隆起、外側手根隆起と呼ばれ、中央部は深く溝状に凹み、手根溝と呼ばれる（図2）。外側手根隆起は舟状骨結節と大菱形骨結節、内側手根隆起は豆状骨と有鈎骨鈎から構成される。生体では、手根溝に蓋をするように、内外側の隆起の間に屈筋支帯（横手根靱帯）が張っているため、手根溝は手根管となる。手根管の中を、前腕から手に至る長い筋（屈筋）の腱や神経が通っている（図12参照）。

　中手骨は、手のひらを構成する5個の管状骨であり、橈側から尺側へ順に第一～五中手骨と呼ばれる（図1）。近位端を底、骨幹を体、遠位端を頭と呼ぶ。第一中手骨は、最も短く、太く扁平であり、その向きは他の中手骨に対して手掌側に90°回旋している。中手骨底は遠位列の手根骨と関節を作り、また隣同士の骨が互いに接する。中手骨頭は球状で、指の基節骨との間に中手指節関節（MP関節）を作る。

　指骨は、指を構成する管状骨であり、母指では2個の、他の指では3個の骨からなる（図1）。近位側から基節骨、中節骨、末節骨と呼ばれ、母指では中節骨がない。

2. 手のアーチ

　リラックスした手の手掌面は凹んでいる。この形の調節により、ヒトの手が様々な形や大きさの物体を把持し、扱うことが可能になる。この手掌の形は、2つの横アーチと1つの縦アーチによって保持される（図3）。近位横アーチは、遠位手根骨によって形成される。この手

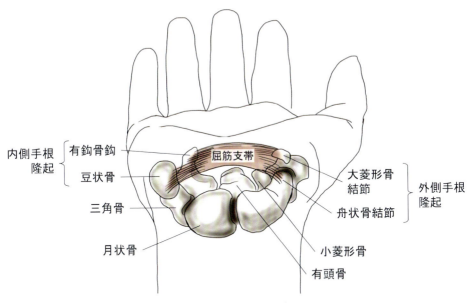

図2　手根管（Neumann〈2012〉より引用改変）

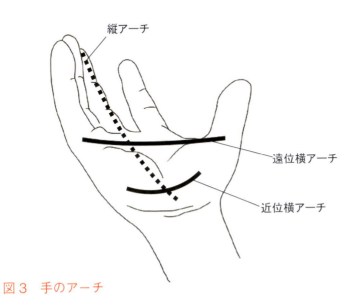

図3　手のアーチ

11章　手と手関節　　169

根アーチは静的で硬い構造であり、図2に示したような手根管を形成する。遠位横アーチは、第一〜五指のMP関節を通るアーチである。このアーチは、第二・三指の可動性が少なく、その両側は大きな可動性を有する。縦アーチは、各指とそれに続く中手骨および手根骨にわたって形成される。手根骨の部分は比較的固定されているため、可動性を有する指の動きによってアーチの形が動的に変化する。

3. 手根の関節の構造と機能

手根の主要な関節は、橈骨手根関節と手根中央関節である（図4）。

橈骨手根関節は、橈骨と、豆状骨を除く近位手根骨とが作る楕円関節である。橈骨の遠位端とその尺側に続く関節円板が関節窩となり、舟状骨、月状骨、三角骨がひと塊となって関節頭となる。尺骨と手根骨は、関節円板により隔てられているため、直接には関節を作らない。関節包は、外側と内側は橈側・尺側側副靱帯で、掌側と背側は橈骨手根靱帯で補強される。

手根中央関節は、手根骨の近位列と遠位列との間の関節であり、可動性を有する。外側部では、舟状骨が関節頭となって、大菱形骨および小菱形骨と関節を作る。内側部では、有頭骨と有鈎骨が関節頭となって、舟状骨、月状骨および三角骨と関節を作る。全体として、関節腔はS字状に手根を横断する形となる（図4）。

手根間関節は、手根骨近位列、あるいは遠位列の各手根骨の間にある関節であるが、手根骨間を連結する内在靱帯によりその運動が著しく制限される。手根近位列は比較的緩く結合しているのに対し、手根遠位列は強靱な靱帯で固く結合し、中手骨と関節をなすための安定した基盤となっている。

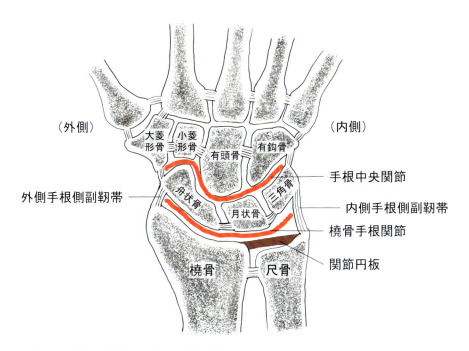

図4　手根の関節（背側・断面図）

手根の重要な機能の一つは、立位や歩行時の足関節と同様、支持機能である。もう一つは、周囲との接触や握力を発揮するときに、力を受けることである。手根は、多方面からの力に対して対応できる構造となっている。橈骨遠位端の幅広い形に加え、骨間膜および手根近位列の比較的柔軟な関節構造は、手根に対する各方向からの圧迫力を分散させる役割を担う。

4. 手根の運動様式

　手根は、橈骨手根関節と手根中央関節の協同作用により、屈曲（掌屈）、伸展（背屈）、外転（橈屈）、内転（尺屈）の運動を行う（図5）。手関節の屈曲は、主に橈骨手根関節が関与し、伸展には手根中央関節がより大きく関与する。手関節屈曲時には、背側にある指の伸筋腱がぴんと張り、指が伸展する傾向がある。手関節伸展時には、掌側にある屈筋の腱が緊張するため、指が屈曲する傾向がある（腱固定効果、テノデーシス作用）。手関節橈屈では、橈骨茎状突起と舟状骨が干渉するため、尺屈よりも可動域が狭い。

　手根の運動に関係する回転軸は、有頭骨頭を通ると考えられている（Neumann, 2012）（図5）。屈曲および伸展の軸は内外側方向に、橈屈および尺屈では前後方向に走っている。

5. 指の関節の構造と機能

　手根骨の遠位列と中手骨底との間の関節を、手根中手関節（CM関節）と呼ぶ（図6）。第二〜五指の中手骨は、それぞれ1〜3個の手根骨と平面関節を作る。これらの関節は関節腔を共有し、手根の屈伸運動に加わるが、その運動範囲は小さい。第二、三指では可動性がほ

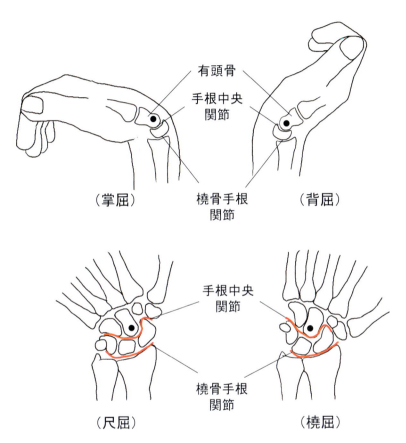

図5　手根の運動

とんどなく、第四指では若干の屈曲、第五指では軽度の屈曲と回旋が可能である。この第四、五指の可動性は、手を強く握るときに観察することができる。関節包は、掌側および背側の手根中手靱帯によって補強される。母指の CM 関節は、第一中手骨と大菱形骨との間にできる鞍関節である。関節腔は独立しており、他の指の CM 関節に比べて極めて広い可動域を持つ。関節包は他の関節よりもゆるく、橈側、尺側、背側に存在する靱帯によって補強される。

　第二〜五指の中手骨底において、互いに隣接する骨間の平面関節を中手間関節と呼ぶ（図6）。関節包は CM 関節に連続し、可動性はほとんどない。

　中手骨頭と指の基節骨との間の関節を、中手指節関節（MP 関節）と呼ぶ（図6）。2 軸性の顆状関節であるが、その可動性は伸筋腱や靱帯によって大きく制限され、機能的には蝶番関節に近い。関節包の掌側は強い掌側靱帯で、側方は側副靱帯で補強される。側副靱帯は、中手骨の背側側面と基節骨の掌側側面に付着する（図7）。中手骨頭が掌側に張り出しているため、側副靱帯は伸展位で緩み、屈曲位で強く緊張する（図7）。したがって、最大屈曲した状態では、外転運動が制限される。第二〜五中手骨頭は、掌側面で深横中手靱帯によって互いに連結されている。

　指節骨間の関節を、指節間関節（IP 関節）と呼ぶ（図6）。第二〜五指では、基節骨と中節骨との間を近位指節間関節（PIP 関節）、中節骨と末節骨との間を遠位指節間関節（DIP 関節）と呼ぶ。これらはすべて蝶番関節であり、屈曲・伸展運動のみを行う。関節包は掌側で掌側靱帯によって補強され、過度の伸展が阻止される。側方は側副靱帯によって、背側は指背腱膜によって補強される。

174　　運動機能解剖学

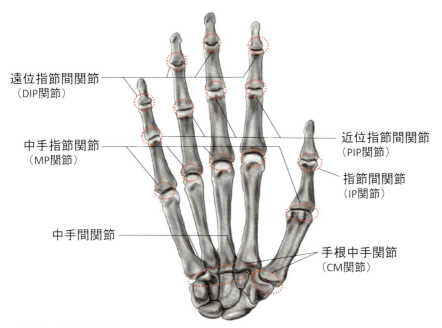

図6　指の関節

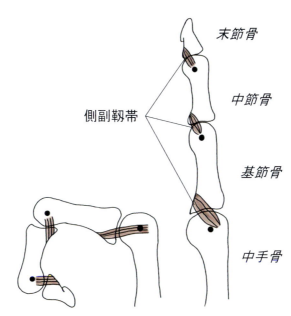

図7　指の側副靱帯（坂井ら〈2008〉より引用改変）

11章　手と手関節　175

6. 指の運動様式

1) 母指の運動

　ヒトの手の巧みで精密な運動は、母指の動きによるところが大きい。母指の向きは他の指に対して 90°回旋しているため、母指の CM 関節の運動の記述に用いられる用語は他の指のものと異なる。

　母指の CM 関節は、2 軸性の運動を行う。すなわち、橈側外転（伸展）・尺側内転（屈曲）と、掌側外転（外転）・掌側内転（内転）である（図 8）。橈側外転（伸展）は、母指が第二指から外側へ離れる運動であり、尺側内転（屈曲）は、橈側外転位から基本肢位に戻る運動である。尺側内転後、手掌面上でさらに第二指を越えていく運動を尺側過内転といい、このとき中手骨はわずかに内旋する。掌側外転（外転）は、手掌に直角となるような母指の前方への運動であり、掌側内転（内転）は、掌側外転位から基本肢位に戻る運動である。また、母指の指腹を他の指の指腹と向かい合わせるような動きを対立という。対立は、掌側外転（外転）、尺側内転（屈曲）、内旋の複合運動である。この対立運動は、手の指の細かい動き、例えば指先でものをつまむような動きに必要である。

　母指の MP 関節、IP 関節は、屈曲・伸展を行う。この場合の屈曲・伸展は、指腹を手掌に近づけたり遠ざけたりする運動である。

2) 第二〜五指の運動

　第二〜五指の屈曲・伸展の運動軸は MP、PIP、DIP の各関節にある。外転・内転は、第三指の中心線を運動の基線とする。第二、四、五指が第三指から外側に離れる運動が外転、近づく運動が内転である（図 9）。第三指に関しては、基線から橈側および尺側への運動があり、そ

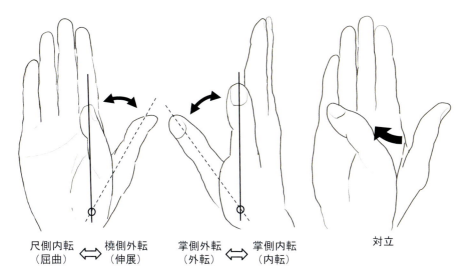

図8　母指のCM関節の運動

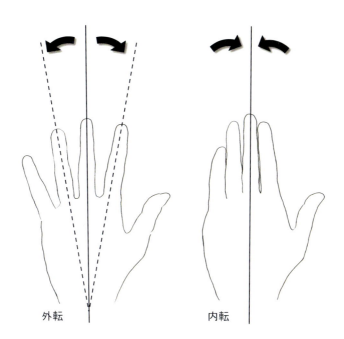

図9　第二～五指の運動

11章　手と手関節　　177

れぞれ橈側外転、尺側外転と呼ぶ。これらの運動は MP 関節で行われ、指を伸展したときのみ可能である。

7. 手根の運動に関わる筋

手根の運動に関与する筋は、機能的に屈筋群と伸筋群に分けられる。これらの筋群は、それぞれ前腕の前面および後面の浅層に位置する。

前腕の前面にある橈側手根屈筋、尺側手根屈筋、長掌筋は、主要な屈筋である（図10）。いずれも上腕骨の内側上顆に起始する。橈側手根屈筋は前腕を下行し、その腱は屈筋支帯を貫き、第二、三中手骨底に停止する。尺側手根屈筋は、尺側内方を下行し、豆状骨、有鈎骨、第五中手骨底に停止する。長掌筋の停止腱は、手掌の浅層で扇状に広がり、第二～五指の基部に至る手掌腱膜となる。長掌筋は約 10% の人では欠損している。その他の二次的な手根屈筋（指とともに手根に作用する）は、指の外在筋である浅指屈筋、深指屈筋および長母指屈筋である。

前腕の後面にある長橈側手根伸筋、短橈側手根伸筋、尺側手根伸筋は、主要な伸筋である（図11）。いずれも上腕骨の外側上顆に起始する。長橈側手根伸筋および短橈側手根伸筋の腱は、それぞれ第二および第三中手骨底の背側面に停止する。尺側手根伸筋は、第五中手骨底の背側面に停止する。その他の二次的な手根伸筋は、総指伸筋、示指伸筋、小指伸筋、および長母指伸筋である。

橈側手根屈筋と長・短橈側手根伸筋は、掌屈と背屈を中和し、手根を橈屈する。尺側手根屈筋と尺側手根伸筋は、同様に手根を尺屈する。橈側に位置する長・短母指伸筋と長母指外転筋は、橈屈の補助作用がある。

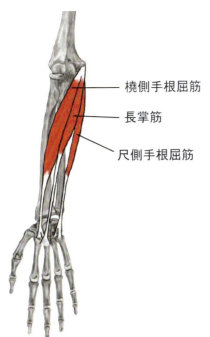

図10 橈側手根屈筋、尺側手根屈筋、長掌筋

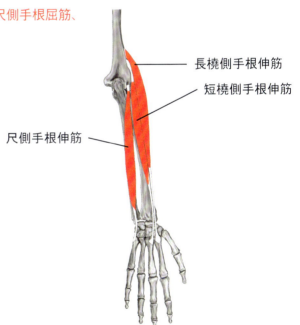

図11 長橈側手根伸筋、短橈側手根伸筋、尺側手根伸筋

前腕から手へ向かう筋の一部は、屈筋支帯または伸筋支帯の下を通る。前腕の筋を包む前腕筋膜は、手根のところで肥厚し、掌側では屈筋支帯となり、背側では伸筋支帯となっている。屈筋支帯は手根部の掌側にある靱帯で、舟状骨、大菱形骨、豆状骨、有鈎骨に付いている。前述したように、屈筋支帯は手根骨の掌側で手根管(しゅこんかん)を作り、管内を走る腱を押さえて運動時に浮き上がらないようにしている（図12）。手根管の中を走る前腕の屈筋腱は滑液鞘（腱鞘）で包まれ、摩擦が少なく円滑に動くことができる。伸筋支帯(しんきんしたい)は、手根部の背側で橈骨と尺骨に付着する靱帯で、その下を走る前腕の伸筋腱が運動時に浮き上がらないように押さえている。伸筋支帯は中隔によって6つの腱区画に分けられ、それぞれ1〜2個の筋の腱が通過する（図13）。母指側から、①長母指外転筋、②長・短橈側手根伸筋、③長母指伸筋、④総指伸筋、示指伸筋、⑤小指伸筋、⑥尺側手根伸筋の腱が通っている。

8. 指の運動に関わる筋

　指の運動に関与する筋は、上腕骨あるいは前腕に起始し手の骨に停止する外在筋と、手の骨に起始と停止がある内在筋に分けられる。外在筋は、すべて腱となって手関節部を通過する。内在筋は、手の複雑で精巧な機能を発揮させるように働く。

1）外在筋

　外在筋は、①指の屈筋、②指の伸筋、③母指伸筋　の3つのグループに分けることができる（Neumann, 2012）。

　指の外在屈筋は、浅指屈筋、深指屈筋、長母指屈筋である（図14、15）。浅指屈筋(せんしくっきん)（図14）は、3つの手根屈筋（橈側手根屈筋、尺側手

180　　運動機能解剖学

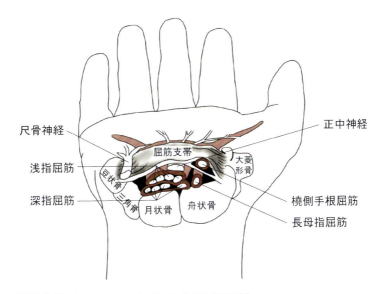

図12　屈筋支帯（Neumann〈2012〉より引用改変）

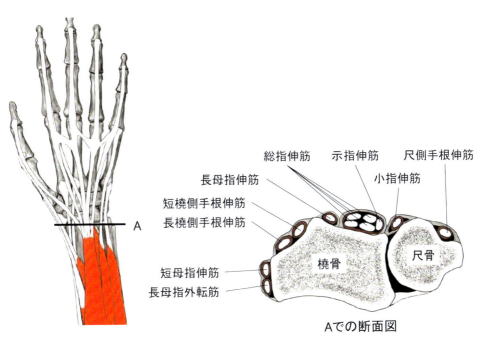

図13　伸筋支帯．右図はSchünke et al.（2016）より引用改変．

11章　手と手関節　181

根屈筋、長掌筋）と円回内筋の深層に位置し、上腕尺骨頭と橈骨頭の2つの頭を持つ。上腕尺骨頭は上腕骨内側上顆と尺骨鈎状突起に、橈骨頭は橈骨の前面に起始する。4本の腱に分かれて手根管を通り、その後Y字型に分かれて第二〜五中節骨底の両側に停止する。主要な作用はPIP関節の屈曲であるが、通過する関節のすべて（手関節、MP関節）を屈曲することができる。深指屈筋（図15）は、浅指屈筋の深層に位置し、尺骨の前内側面と前腕骨間膜に起始する。4本の腱に分かれて手根管を通り、第二〜五末節骨底に停止する。主要な作用はDIP関節の屈曲であるが、浅指屈筋と同様、通過する関節のすべて（手関節、MP関節、PIP関節）を屈曲する。長母指屈筋（図15）は、深指屈筋の外側に位置し、橈骨前面と前腕骨間膜に起始する。腱は手根管を通り、母指の末節骨底に停止する。母指のCM関節、MP関節、IP関節を屈曲し、手根の屈曲と橈屈を補助する。以上の3つの筋は、手を固く握るときに協同して働く。

　指の外在伸筋は、総指伸筋、小指伸筋、示指伸筋である（図16）。総指伸筋と小指伸筋は、上腕骨外側上顆に起始する。総指伸筋は前腕の後部を通り、4本の腱に分かれる。分かれた腱は、それぞれ3本の帯となり、中間索は基節骨と中節骨の後面に、残り2本の側索は末節骨底で再結合して停止する。指伸筋としての機能に加え、手根の伸展を補助する。小指伸筋は、総指伸筋の腱に融合して小指へ向かう。小指における総指伸筋の作用を補強する。示指伸筋は、尺骨後面と前腕骨間膜から起始し、総指伸筋の腱に融合して示指へ向かう。示指での総指伸筋の作用を補強する。

　母指の外在伸筋は、長母指伸筋、短母指伸筋、長母指外転筋である（図17）。これらの筋の腱は、母指を最大伸展させたときに、手根橈側

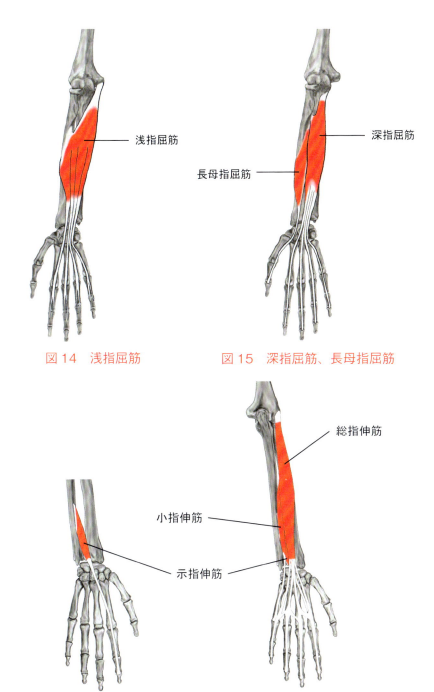

図14　浅指屈筋

図15　深指屈筋、長母指屈筋

図16　総指伸筋、小指伸筋、示指伸筋

11章　手と手関節　183

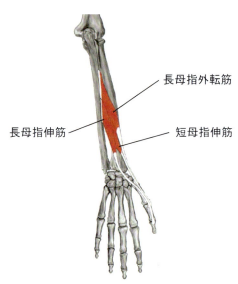

図17　長母指伸筋、短母指伸筋、長母指外転筋

に「解剖学的嗅ぎ煙草入れ」を作る。長母指伸筋は、尺骨後面と前腕骨間膜に起始し、母指の末節骨底に停止する。母指のCM、MP、IP関節を伸展する。また、母指を内転させる作用も持つ。短母指伸筋は、橈骨後面と前腕骨間膜に起始し、母指の基節骨底に停止する。母指のCM、MP関節を伸展する。長母指外転筋は、橈骨・尺骨の後面と前腕骨間膜に起始し、伸筋支帯の下を通り抜けて母指の中手骨底外側と大菱形骨に停止する。CM関節を伸展・外転する。

2) 内在筋

内在筋は、①母指球筋（短母指外転筋、短母指屈筋、母指対立筋、母指内転筋）、②小指球筋（小指外転筋、短小指屈筋、小指対立筋、短掌筋）、③虫様筋と骨間筋　の3つのグループに分けられる。

母指球筋は、掌側に母指球の高まりを作る筋群である。母指球筋の主要な役割は、母指を対立させることである。短母指外転筋（図18）

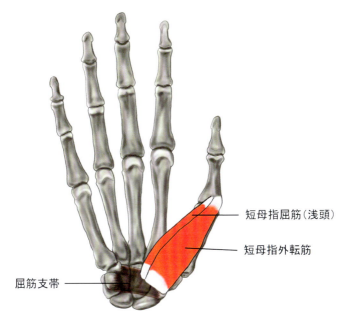

図18　短母指外転筋、短母指屈筋（浅頭）

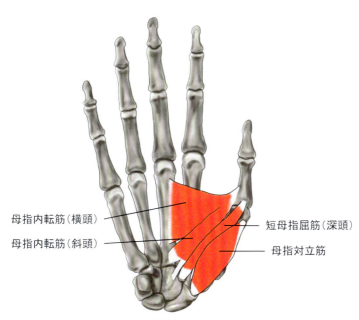

図19　短母指屈筋（深頭）、母指対立筋、母指内転筋

11章　手と手関節

は最も浅層に位置しており、舟状骨結節と屈筋支帯に起始し、母指基節骨底の橈側部に停止する。母指を外転させる作用を持つ。短母指屈筋は、浅頭（図18）と深頭（図19）を持ち、大・小菱形骨と屈筋支帯に起始し、母指基節骨底に停止する。母指の MP 関節を屈曲させる。母指対立筋（図19）は短母指外転筋の深層に位置しており、大菱形骨結節と屈筋支帯に起始し、第一中手骨体に停止する。母指の対立運動を行う。母指内転筋（図19）は、横頭と斜頭を持つ二頭筋であり、母指の水かきの深層、第二、三中手骨の掌側に位置する。横頭は、第三中手骨体に起始し、斜頭は有頭骨、小菱形骨、および第二、三中手骨底に起始する。両頭は、母指基節骨底の尺側部に停止する。母指を内転させる作用を持ち、長母指屈筋や母指対立筋と協力して母指を対立位にするように働く。

　小指球筋は、掌側に小指球の高まりを作る筋群である。小指球筋の共通の機能は、手をカップ状にして、遠位横アーチ（MP 関節を通るアーチ）を深くすることである。小指外転筋（図20）は、手の尺側縁を占める筋で、豆状骨に起始し、第五基節骨底の尺側に停止する。第五指を外転する作用を持つ。短小指屈筋（図20）は、有鈎骨鈎と屈筋支帯から起始し、第五基節骨底に停止する。第五指の MP 関節を屈曲させる作用を持つ。小指対立筋（図20）は、有鈎骨鈎と屈筋支帯から起始し、第五中手骨の前面に停止する。第五中手骨の CM 関節をわずかに回旋させる作用を持ち、手掌を凹ませるのに役立つ。短掌筋（図21）は、手掌腱膜に起始し、手掌尺側の皮膚に停止する皮筋であり、手の凹みを深める作用を持つ。

　虫様筋（図22）は、深指屈筋の 4 本の腱から起こる 4 つの小さな筋であり、第二〜五指の指背腱膜に停止する。指背腱膜とは、総指伸筋

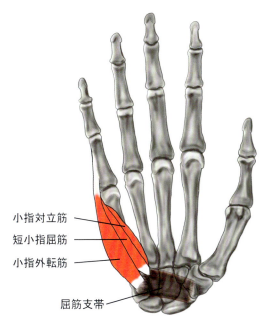

図20　小指外転筋、短小指屈筋、小指対立筋

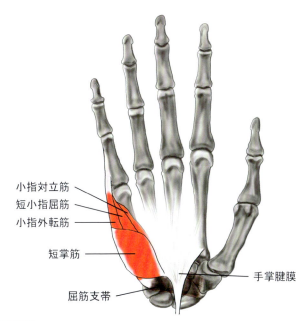

図21　短掌筋

11章　手と手関節　187

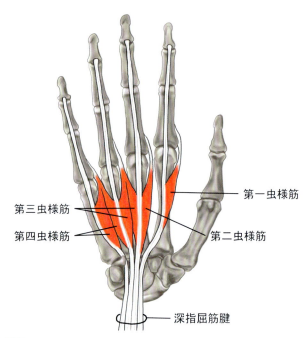

図22 虫様筋

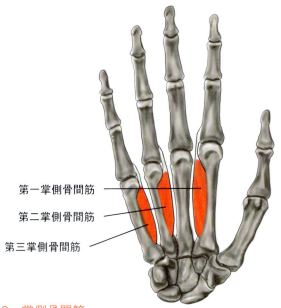

図23 掌側骨間筋

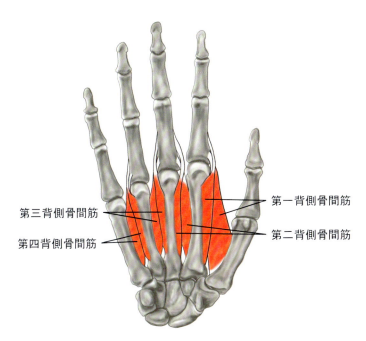

図 24　背側骨間筋

の腱が指背を覆うように膜状に広がったものであり、第二指では示指伸筋、第五指では小指伸筋の腱も参加する。虫様筋は、第二〜五指のMP関節を屈曲、IP関節を伸展させる。骨間筋は、各中手骨の骨間を満たす7つの小さな筋で、3つの掌側骨間筋（しょうそくこつかんきん）と4つの背側骨間筋（はいそくこつかんきん）からなる。掌側骨間筋（図23）は、第二、四、五中手骨側面から起始し、第二、四、五指の指背腱膜に停止する。各指を第三指に近づけ（指の内転）、また第二、四、五指MP関節を屈曲、PIP・DIP関節を伸展させる。背側骨間筋（図24）は、各2頭を持ち、第一〜五中手骨の対向側から起こり、第二、三、四指の指背腱膜に停止する。第二、四指の外転、および第三指のMP関節の橈側・尺側外転、屈曲、IP関節伸展に作用する。

3）外在筋と内在筋の相互作用

　手の内在筋（虫様筋と骨間筋）が同時に収縮すると、MP関節の屈曲とIP関節の伸展を生じる。これは"内在筋プラス"（ないざいきん）(intrinsic-plus)肢位と呼ばれる（図25）。それに対して、手の外在筋（総指伸筋、浅指屈筋、深指屈筋）の同時収縮は、MP関節の過伸展とIP関節の屈曲を生じ、"外在筋プラス"（がいざいきん）(extrinsic-plus)肢位と呼ばれる（または、内在筋の活動がないため"内在筋マイナス"（ないざいきん）(intrinsic-minus)肢位とも呼ばれる）（図25）。

　手を開いたり閉じたりする場合、すなわち指を伸展したり屈曲したりする場合には、外在筋と内在筋の相互作用を必要とする。各指の一つ一つの関節を単独で動かすことは少なく、すべての関節を同時に動かして手を使用することが多い（矢崎ら，2017）。第二〜五指については、手指を軽く握るような場合、はじめにPIP関節の運動が観察され、次にDIP関節、MP関節の順に屈曲する。このとき、深指屈

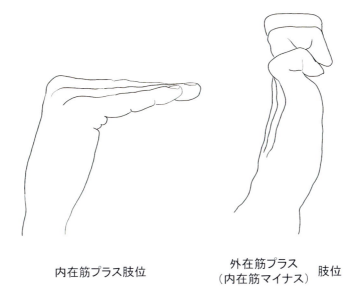

図25　内在筋プラス・マイナス肢位

11 章　手と手関節　　191

筋の活動が屈曲運動の開始となる。手を軽く握った状態からさらに力強く握る場合には、虫様筋をはじめとする内在筋や、浅指屈筋の作用も加わると考えられる。手指を軽く握った状態から手を開くような運動は、総指伸筋の作用による。ただし、虫様筋の生理的張力があってはじめて、スムーズな運動様式が保たれる。母指については、把握動作の際、目的物の大きさに合わせて母指を伸展・外転し、その後すべての関節を屈曲する。このとき、母指の伸展時には長・短母指伸筋や長・短母指外転筋がはたらき、屈曲時には長・短母指屈筋や母指内転筋がはたらく。

　指の運動に作用する主要な筋をまとめると、次のようになる。

・母指 CM 関節の運動

　橈側外転（伸展）：長母指伸筋、短母指伸筋、長母指外転筋

　尺側内転（屈曲）：母指内転筋、長母指屈筋、短母指屈筋

　掌側外転（外転）：長母指外転筋、短母指外転筋

　掌側内転（内転）：母指内転筋

　対立：母指対立筋

・母指 MP、IP 関節の運動

　伸展：長母指伸筋、短母指伸筋（MP 関節のみ）

　屈曲：長母指屈筋、短母指屈筋（MP 関節のみ）

・指の運動

　伸展：総指伸筋、示指伸筋、小指伸筋、虫様筋、骨間筋

　屈曲：浅指屈筋、深指屈筋、虫様筋、骨間筋

　内転：掌側骨間筋

　外転：背側骨間筋、小指外転筋（第五指のみ）

9. 効果器としての手

　手は、把持やつまみのためにのみ使われるのではない。手は上肢の効果器として、把持、操作、および支えの役割を果たす（Neumann, 2012）。

　把持は、物体をつかんだり拾い上げたりするための、指と母指の握りの能力である。把持の大部分は、すべての指を用いる握り・つかみ、または主として母指と第二指を用いるピンチ（つまみ）である。手の最も多彩な機能は、物体を動的に操作する能力である。多くの指の運動は、タイピングのような繰り返しで鈍い運動と、書字のような連続的でなめらかな運動の両要素を組み合わせて行われる。また、手は、支えとして身体を安定化させるために機能を発揮する。壁に手を当てて身体を支えたり、座位から立ち上がるときに助けとなったりする例が挙げられる。

　鎌倉と中田（2013）は、手はヒトと外界とを繋ぐインターフェースであるとし、外界との接続の仕方を、1）単純接触（例：対象に触れる、押す）、2）連結（例：対象を引き寄せる）、3）把持、4）変形、5）動的接触（例：対象をさする）、6）非接触的対応（例：対象に応じて構える）、7）記号化の7つに分類している。

10. スポーツと握り

　Napier（1956）は、把握の形式を決めるのはものの形や大きさではなく、作業目的であるということを指摘した。彼は、把握をパワー握り（power grip）と精密握り（precision grip）という2つのパターンに分類した（図26）。パワー握りは、正確さではなく、安定性と大きな力が要求されるときに用いられる。把持される物体の形状は、円

11章　手と手関節　　193

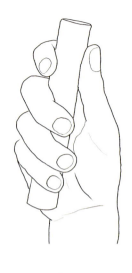 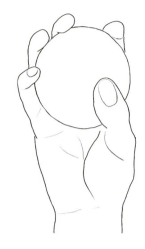

　　　　パワー握り　　　　　　　　　精密握り

図26　パワー握りと精密握り

　筒状のものが多い。精密握りは、動きの精密さが要求されるときに用いられる。この握りは、手の遠位横アーチの形状の変化によって、様々な大きさの物体に合うように変更される。Young（2003）は、ヒトの進化の過程において、敵と戦うために力強い殴打や正確な投球を行う必要があり、その動作への適応として2種類の握りが作られたという仮説を述べている。そして、パワー握りを「殴打握り（clubbing grip）」、精密握りを「投球握り（throwing grip）」と呼ぶこともできると述べている。スポーツ場面において、パワー握りは、テニスラケットやゴルフクラブを握るときなどにみられ、精密握りは、ソフトボールや野球ボールを握るときなどにみられる。
　「握る」という動作は、多くのスポーツ場面でみられ、その握り方も様々である。柔道では、襟と袖を握る際には「第五指を中心に第三・四指の三指に力を入れ、母指および第二指は軽く添える程度に握

る」という指導がなされる。柔道選手の握りの特徴として、受動握力が大きいこと、およびその力の発揮は第五指側の三指に依存性が高いことが報告されている（若林ら，1989）。テニスでは、グリップは3種類に大別されるが、どのグリップで握る場合でもラケットは第四・五指で支え、ほかの指はリラックスさせておくよう指導される（石黒，1986）。

〈参考文献〉

石黒　修（監修）（1986）ザ・硬式テニス. 日本文芸社，東京

鎌倉矩子（1989）手のかたち 手のうごき. 医歯薬出版，東京

鎌倉矩子，中田眞由美（2013）手を診る力をきたえる. 三輪書店，東京

Napier JR (1956) The prehensile movements of the human hand. J Bone Joint Surg Br. 38B: 902-913

Neumann DA（2012）筋骨格系のキネシオロジー　原著第2版. 嶋田智明，有馬慶美（監訳）医歯薬出版，東京

坂井建雄，宮本賢一，小西真人，工藤宏幸（2008）カラー図解　人体の正常構造と機能　X運動器　改訂第2版. 日本医事新報社，東京

Schünke M, Schulte E, Schumacher U(2016) プロメテウス解剖学アトラス 解剖学総論 / 運動器系　第3版. 坂井建雄,松村讓兒(監訳),医学書院,東京

富田　守，真家和生（1994）生理人類学. 朝倉書店，東京

若林　眞，貝瀬輝雄，森藤　才，高橋　進，矢野　勝（1989）柔道選手の握力に関する研究―多種目選手との比較から―. 武道学研究. 22: 177-178

矢崎　潔，小森健司，田口真哉（2017）手の運動を学ぶ. 三輪書店，東京

Young RW (2003) Evolution of the human hand: the role of throwing and clubbing. J Anat. 202: 165-174

索 引
（50音順）

あ

アーチ（足の）………… 6, 20, 24, 26
アーチ（手の）……… 166, 168, 170
あおりあし…………………………… 32
アキレス腱………………………… 40, 64
鞍関節……………………………… 174

う

ウィンドラス機構………………… 26
烏口鎖骨靭帯……………………… 138
烏口上腕靭帯……………………… 136
烏口突起… 134, 136, 147, 150, 160
烏口腕筋…………………………… 147
内がえし………………………… **32**, 46
運搬角……………………………… 160

え

エネルギー効率…………………… 6
遠位指節間（DIP）関節（足の）…… **32**
遠位指節間（DIP）関節（手の）… **174**,
　176, 182, 190
遠位足根間関節…………………… 30
円回内筋………………………… **162**
円錐靭帯…………………………… 138

お

横隔膜………………… 84, 106, 108
黄色靭帯…………………………… 88
横足弓…………………………… **24**
横足根関節……………………… **30**, 32

横突間筋…………………………… 96
横突間靭帯………………………… 88
横突起…… 86, 88, 94, 96, 110, 120,
　121, 126
横突棘筋群………… 94, 96, 103, 120
横突孔…………………………… 88, 110
オトガイ筋…………………………… 130

か

外果……………………………… 33, 52
回外…… 14, 18, 26, 30, 32, 46, 156,
　162, 164
回外筋………………… 160, **162**, 164
外眼筋……………………………… **126**
外在筋（足の）……… 34, 40, 46, 48
外在筋（手の）……… 178, 180, 190
外在筋プラス……………………… 190
回旋… 14, 58, 74, 82, 92, 103, 118,
　126, 160
外旋… 14, 56, 58, 62, 72, 74, 76, 78,
　80, 138, 142, 147
回旋筋……………………………… 96
回旋筋群………………………… 136, 150
外側顆（大腿骨の）… 40, 50, 55, 64,
　68
外側顆（脛骨の）…… 46, 50, 62, 64,
　76, 80
外側角（膝の）…………………… 52
外側角（肩甲骨の）……………… 134
外側楔状骨………… 20, 24, 30, 36
外側広筋…………………………… **60**, 80

外側縦足弓⋯⋯⋯⋯⋯⋯ **24**, 36, 44

外側手根隆起⋯⋯⋯⋯⋯⋯⋯ **168**

外側上顆（上腕骨の）⋯154, 158, 162, 164, 178, 182

外側上顆（大腿骨の）⋯⋯⋯ 50, 55

外側側副靭帯（足関節の）⋯⋯⋯⋯ **33**

外側側副靭帯（膝関節の）⋯⋯ 52, **55**

外側側副靭帯（肘関節の）⋯**158**, 164

外側頭直筋⋯⋯⋯⋯⋯⋯⋯⋯ 121

外側半月⋯⋯⋯⋯⋯⋯⋯⋯ **52**, 64

外側翼突筋⋯⋯⋯⋯⋯⋯ 130, 132

外転⋯ 14, 30, 32, 40, 46, 56, 72, 74, 76, 80, 138, 147, 150, 172, 174, 176, 178, 184, 186, 190, 192

回内⋯ 14, 18, 30, 32, 46, 154, 160, 162

外反⋯⋯⋯⋯⋯ 18, 30, 32, 46, 158

外反母指⋯⋯⋯⋯⋯⋯⋯⋯⋯ 36

外腹斜筋⋯⋯⋯⋯⋯⋯⋯**101**, 103

外閉鎖筋⋯⋯⋯⋯⋯⋯⋯⋯⋯ **78**

解剖学的嗅ぎ煙草入れ⋯⋯⋯⋯ 184

解剖学的立位肢位⋯⋯⋯⋯⋯⋯ 10

解剖頸⋯⋯⋯⋯⋯⋯⋯⋯⋯ 136

外来筋⋯⋯⋯⋯⋯⋯⋯⋯⋯⋯ 34

外肋間筋⋯⋯⋯⋯⋯⋯⋯⋯ 106

下角⋯⋯⋯⋯⋯⋯⋯⋯ 134, 147

下顎骨⋯⋯⋯⋯⋯⋯ **112**, 128, 130

顎間窩⋯⋯⋯⋯⋯⋯⋯⋯ 50, 55

下関節突起⋯⋯⋯⋯⋯86, 88, 116

顆間隆起⋯⋯⋯⋯⋯⋯⋯⋯⋯ 50

顎関節⋯⋯⋯⋯⋯⋯⋯⋯⋯ 112

下後腸骨棘⋯⋯⋯⋯⋯⋯⋯⋯ 68

下肢帯⋯⋯⋯⋯⋯⋯⋯⋯⋯⋯ 70

下唇下制筋⋯⋯⋯⋯⋯⋯⋯ 128

下制⋯⋯⋯⋯⋯ 108, 116, 138, 150

下前腸骨棘⋯⋯⋯⋯⋯⋯ 60, 68, 80

下双子筋⋯⋯⋯⋯⋯⋯⋯⋯ 76, **78**

鷲足⋯⋯⋯⋯⋯⋯⋯⋯⋯ 62, 80

下腿三頭筋⋯⋯⋯⋯⋯⋯ 7, 40, 46

肩関節⋯⋯⋯⋯⋯⋯⋯⋯⋯ 134

下椎切痕⋯⋯⋯⋯⋯⋯⋯⋯⋯ 86

滑液鞘⋯⋯⋯⋯⋯⋯⋯⋯ 48, 180

滑車切痕⋯⋯⋯⋯⋯⋯⋯ 154, 156

闊歩式二足歩行⋯⋯⋯⋯⋯⋯ 82

下殿筋線⋯⋯⋯⋯⋯⋯⋯⋯ 66, 76

下頭斜筋⋯⋯⋯⋯⋯⋯⋯⋯ 120

下橈尺関節⋯⋯⋯⋯⋯⋯⋯ 158

下鼻甲介⋯⋯⋯⋯⋯⋯⋯⋯ 112

下方回旋⋯⋯⋯⋯⋯⋯⋯ 138, 150

眼瞼⋯⋯⋯⋯⋯⋯⋯⋯⋯⋯ 128

寛骨⋯⋯⋯⋯⋯⋯⋯⋯⋯ **66**, 68

寛骨臼⋯⋯⋯⋯⋯⋯ 60, 66, 68

寛骨臼横靭帯⋯⋯⋯⋯⋯⋯⋯ 70

環軸関節⋯⋯⋯⋯⋯⋯⋯ 116, 118

関節円板⋯ 116, 132, 138, 158, 170

関節下結節⋯⋯⋯⋯ 136, 150, 162

関節上結節⋯⋯⋯⋯ 136, 150, 160

関節上腕靭帯⋯⋯⋯⋯⋯⋯ 136

関節唇⋯⋯⋯⋯⋯⋯⋯⋯ 70, 136

関節包⋯⋯⋯ 70, 136, 156, 170, 174

環椎⋯⋯⋯⋯⋯⋯⋯⋯ 86, **110**, 120

環椎後頭関節⋯⋯⋯⋯ 116, 120, 121

顔面頭蓋⋯⋯⋯⋯⋯⋯⋯⋯ 8, 112

眼輪筋⋯⋯⋯⋯⋯⋯⋯⋯⋯ 126

き

基節骨（足の）⋯⋯⋯⋯ 24, 32, 34

基節骨（手の）⋯⋯⋯⋯⋯ 168, 174

基節骨底（足の）‥‥‥‥‥ 36, 40
基節骨底（手の）‥‥‥‥ 184, 186
拮抗筋‥‥‥‥‥‥‥‥‥‥‥‥ 48
基本矢状面‥‥‥‥‥‥‥‥‥‥ 10
基本水平面‥‥‥‥‥‥‥‥‥‥ 10
基本前額面‥‥‥‥‥‥‥‥‥‥ 10
基本的立位肢位‥‥‥‥‥‥‥‥ 10
吸気‥‥‥‥‥‥‥‥‥‥ 105, 106
臼状関節‥‥‥‥‥‥‥‥‥‥‥ 68
胸郭‥‥‥‥ 7, **84**, 105, 106, 108, 134
頬筋‥‥‥‥‥‥‥‥‥‥‥‥‥ 130
胸腔‥‥‥‥‥‥‥‥ 105, 106, 108
胸骨‥‥‥‥‥ 84, 106, 108, 134
頬骨‥‥‥‥‥‥‥‥‥‥ 112, 130
胸骨体‥‥‥‥‥‥‥‥‥‥‥‥ 84
胸骨端‥‥‥‥‥‥‥‥‥‥‥ 134
胸骨柄‥‥‥‥‥‥‥‥‥ 84, 121
胸鎖関節‥‥‥‥‥‥ 134, 136, **138**
胸鎖乳突筋‥‥‥‥‥ 108, **121**, 126
胸式呼吸‥‥‥‥‥‥‥‥‥‥ 106
胸椎‥‥ 7, **84**, 86, 90, 92, 94, 120, 121
協同筋‥‥‥‥‥‥‥‥‥‥‥‥ 48
棘間筋‥‥‥‥‥‥‥‥‥‥‥‥ 96
棘間靭帯‥‥‥‥‥‥‥‥‥‥‥ 88
棘筋‥‥‥‥‥‥‥‥‥‥‥‥ **94**
棘上窩‥‥‥‥‥‥‥‥‥ 136, 147
棘上筋‥‥‥‥‥‥‥ 136, **147**, 150
棘上靭帯‥‥‥‥‥‥‥‥‥‥‥ 88
棘突起‥‥‥ **86**, 88, 94, 96, 112, 120
距骨‥‥‥‥‥‥‥ 20, 24, 26, **33**
距骨下関節‥‥‥‥‥‥ **26**, 30, 32
距骨滑車‥‥‥‥‥‥‥‥‥‥‥ 33

距骨頸‥‥‥‥‥‥‥‥‥‥‥‥ 33
距骨頭‥‥‥‥‥‥‥‥‥‥‥‥ 30
距骨体‥‥‥‥‥‥‥‥‥‥‥‥ 33
挙上‥‥ 105, 106, 108, 116, 130, 138, 150
距踵関節‥‥‥‥‥‥‥‥‥‥‥ 26
距腿関節‥‥‥‥‥‥‥‥‥‥ **33**
棘下窩‥‥‥‥‥‥‥‥‥ 136, 147
棘下筋‥‥‥‥‥‥‥ 136, **147**, 150
近位指節間(PIP) 関節（足の）‥‥‥ **32**
近位指節間(PIP) 関節（手の）‥‥ **174**, 176, 182, 190

く

屈曲‥‥‥‥ 14, 32, 48, 56, 72, 74, 82, 92, 94, 116, 118, 119, 121, 138, 158, 172, 174, 176, 192
屈筋支帯‥‥‥‥‥ 40, 168, **180**, 186

け

頸棘筋‥‥‥‥‥‥‥‥‥‥ 94, 120
脛骨‥‥ 33, 40, 44, 46, **50**, 52, 62, 64
脛骨高原‥‥‥‥‥‥‥‥‥‥‥ 50
脛骨粗面‥‥‥‥‥‥ 50, 60, 78, 80
脛骨大腿関節‥‥‥‥‥‥‥ 52, 56
茎状突起（尺骨の）‥‥‥‥‥ 156
茎状突起（橈骨の）‥‥ 156, 162, 172
頸長筋‥‥‥‥‥‥‥‥‥‥‥ 121
頸腸肋筋‥‥‥‥‥‥‥‥‥ 96, 120
頸椎‥‥‥‥ 7, 84, 86, 88, 94, **110**, 112, 120, 121, 126
頸板状筋‥‥‥‥‥‥‥‥‥‥ 120
楔状骨‥‥‥‥‥‥‥‥‥‥‥ **24**
月状骨‥‥‥‥‥‥‥‥‥ 166, 170

結節間溝······························ 136

腱画································· 101

肩甲胸郭関節············· 136, 138, 150

肩甲挙筋·················· 108, 142, 150

肩甲棘····· 120, 134, 136, 142, 147

肩甲骨····· **134**, 136, 138, 142, 147, 150, 160, 162

肩甲上腕関節····· 134, **136**, 138, 150

肩甲上腕リズム······················· **142**

肩鎖関節················· 134, 136, **138**

剣状突起····················· 84, 101

肩峰········ 120, 134, 138, 142, 147

肩峰端······················ 134, 138

こ

口蓋骨····························· 112

口角下制筋························· 128

口角挙筋··························· 130

後胸鎖靭帯························· 138

後距腓靭帯·························· 33

咬筋······························ **130**

後屈····························· 92, 119

後傾····················· 74, 90, 138

後脛骨筋················· **40**, 44, 46

後斜角筋···················· 121, 126

後縦靭帯···························· 88

鉤状突起（頸椎の）················ 112

鉤状突起（尺骨の）··· 154, 162, 182

項靭帯···························· 88

後仙腸靭帯························ 72

後足部··························· 20

後退················· 116, 138, 150

後殿筋線···················· 66, 76

後頭下筋群·················**120**, 126

後頭筋···························· 128

後頭骨············· **110**, 112, 120, 121

鉤突窩···························· 154

広背筋···················· 142, **147**, 150

口輪筋···························· 128

後弯····························· 7, 90

股関節··························· 7, 66

呼気······················ 105, 108

呼吸·················· 84, 105, 106

後十字靭帯···················· 52, 55

骨間距踵靭帯······················ 26

骨間仙腸靭帯······················ 72

骨間膜（下腿の）··········· 40, 44, 52

骨間膜（前腕の）··· 158, 172, 182, 184

骨盤··· 7, 66, **70**, 72, 74, 80, 82, 90

固有筋··························· 34, 60

さ

載距突起··········· 24, 30, 33, 40, 44

最長筋························· **94**, 96

鎖骨···108, 120, 121, **134**, 138, 142, 147

坐骨························· 66, 78

鎖骨下筋·············· 142, 147, 150

鎖骨間靭帯························ 138

坐骨棘···················· 68, 72, 78

坐骨結節·········· 62, 68, 72, 78, 80

坐骨枝···························· 68

鎖骨切痕························· 138

坐骨大腿靭帯········· **70**, 72, 74, 82

三角筋·····················**147**, 150

三角筋粗面·················· 136, 147

三角骨···················· 166, 170

索引　199

三角靱帯‥‥‥‥‥‥‥‥‥‥‥‥ 33

し

軸回旋‥‥‥‥‥‥‥‥‥‥‥‥ 62, 138

軸椎‥**110**, 112, 116, 118, 120, 121, 126

指骨（足の）‥‥‥‥‥‥‥‥ 20, **24**

指骨（手の）‥‥‥‥‥‥‥166, **168**

篩骨‥‥‥‥‥‥‥‥‥‥‥‥‥ 112

支持基底面‥‥‥‥‥‥‥‥‥ 48, 49

示指伸筋‥‥ 178, 180, **182**, 190, 192

指節間関節‥‥‥‥‥‥‥‥‥ 32, 174

膝横靱帯‥‥‥‥‥‥‥‥‥‥‥ 52

膝蓋腱‥‥‥‥‥‥‥‥‥ 52, 60, 80

膝蓋骨‥‥‥‥‥‥ 50, **52**, 58, 60, 62

膝蓋骨尖‥‥‥‥‥‥‥‥‥‥ 52, 60

膝蓋骨底‥‥‥‥‥‥‥‥‥‥ 52, 60

膝蓋大腿関節‥‥‥‥‥‥‥‥ 52, 58

膝蓋面‥‥‥‥‥‥‥‥‥‥‥‥ 50

膝窩筋‥‥‥‥‥‥‥‥‥‥‥ 60, 64

歯突起‥‥‥‥‥‥‥ 86, 112, 116

歯突起窩‥‥‥‥‥‥‥‥‥‥‥ 116

指背腱膜（足の）‥‥‥‥‥‥‥ 40

指背腱膜（手の）‥‥ 174, **186**, 190

斜角筋群‥‥‥‥‥‥‥‥‥ 108, 121

尺側外転‥‥‥‥‥‥‥‥‥ 178, 190

尺側手根屈筋‥‥‥‥‥‥‥**178**, 180

尺側手根伸筋‥‥‥‥‥‥‥**178**, 180

尺側内転‥‥‥‥‥‥‥‥‥ 176, 192

車軸関節‥‥‥‥‥‥‥‥‥‥‥ 158

尺屈‥‥‥‥‥‥‥‥‥‥‥‥‥ 172

尺骨‥‥**154**, 156, 158, 160, 162, 182, 184

尺骨粗面‥‥‥‥‥‥‥ 150, 156, 162

尺骨頭‥‥‥‥‥‥‥‥ 156, 158, 160

舟状骨（足の）‥‥‥‥ 20, **24**, 30, 33

舟状骨（手の）‥‥ **166**, 170, 172, 180

舟状骨結節‥‥‥‥‥‥ 166, 168, 186

舟状骨粗面‥‥‥‥‥‥‥‥‥ 24, 44

終末伸展回旋‥‥‥‥‥‥‥‥‥ 58

手根管‥‥‥‥‥‥ 168, 170, **180**, 182

手根溝‥‥‥‥‥‥‥‥‥‥‥‥ **168**

手根間関節‥‥‥‥‥‥‥‥‥‥ 170

手根骨‥‥‥ **166**, 168, 170, 172, 180

手根中央関節‥‥‥‥‥‥‥**170**, 172

手根中手（CM）関節‥‥**172**, 174, 176, 182, 192

種子骨‥‥‥‥‥‥‥‥‥‥‥ 24, 52

小円筋‥‥‥‥‥‥‥‥ 136, **147**, 150

上角‥‥‥‥‥‥‥‥ 134, 142, 147

上顎骨‥‥‥‥‥‥‥‥ 112, 128, 130

上眼瞼挙筋‥‥‥‥‥‥‥‥‥‥ 128

上関節突起‥‥‥‥‥‥‥86, 88, 118

小胸筋‥‥‥‥‥‥‥‥ 142, 147, 150

小頬骨筋‥‥‥‥‥‥‥‥‥‥‥ 130

笑筋‥‥‥‥‥‥‥‥‥‥‥‥‥ 130

掌屈‥‥‥‥‥‥‥‥‥‥‥ 14, 172

小結節‥‥‥‥‥‥‥‥‥‥‥‥ 136

小結節稜‥‥‥‥‥‥‥‥‥‥‥ 136

上後腸骨棘‥‥‥‥‥‥‥‥‥ 68, 72

小後頭直筋‥‥‥‥‥‥‥‥‥‥ 120

踵骨‥ **20**, 24, 26, 30, 33, 34, 36, 40

踵骨隆起‥‥‥‥‥‥‥ 24, 36, 49, 64

小坐骨孔‥‥‥‥‥‥‥‥‥‥‥ 72

小坐骨切痕‥‥‥‥‥‥‥ 68, 72, 78

小指外転筋（足の）‥‥‥‥‥‥ **36**

小指外転筋（手の）‥‥ 184, **186**, 192

小指伸筋‥‥‥‥‥ 178, 180, **182**, 192

200　　運動機能解剖学

小指対立筋·················184, **186**
上唇挙筋····················· 130
上唇鼻翼挙筋················· 130
上前腸骨棘········ 62, 68, 72, 76, 80
上双子筋······················· **78**
掌側外転··················176, 192
掌側骨間筋··············**190**, 192
掌側内転··················176, 192
上椎切痕····················· 86
小殿筋······················· **76**, 82
小転子·················· 68, 70, 76
上頭斜筋····················· 120
上橈尺関節···········**156**, **158**, 160
踵腓靭帯····················· 33
上方回旋··············138, 142, 150
小菱形筋······················· **142**
小菱形骨·············166, 170, 186
上腕筋··················160, **162**
上腕骨····· 134, 136, 138, 142, 147,
  150, **154**, 162, 180
上腕骨顆····················· 154
上腕骨滑車··············154, 156
上腕骨小頭··············154, 156
上腕骨体····················· 136
上腕骨頭····················· 136
上腕三頭筋··········**147**, 150, **162**
上腕二頭筋····· **147**, 150, **160**, 162,
  164
上腕二頭筋長頭·············136, 150
鋤骨························· 112
ショパール関節··············· 30
深横中足靭帯················· 32
伸筋支帯（足関節の）········ 44, 46
伸筋支帯（手関節の）······**180**, 184

深指屈筋··· 178, 180, **182**, 186, 192
身体構造····················· 6
伸展··· 6, 7, 14, 32, 56, 60, 66, 72,
  74, 82, 92, 94, 116, 118, 119,
  120, 121, 138, 158, 172, 174,
  176, 192

す

髄核························· 88, 90
水平外転····················· 138
皺眉筋························ 128
スプリング靭帯··············· 30

せ

精密握り··················193, 194
生理的外反·················· 52, 62
生理的外反肘··················· **160**
脊柱······ 7, **84**, 90, 92, 94, 119, 120,
  121, 142
脊柱管狭窄症··················· 88
脊柱起立筋····· 80, **84**, 94, 96, 103,
  105, 108, 120, 126
線維輪····················· 88, 90
浅胸筋······················ 142
前胸鎖靭帯·················· 138
前鋸筋··················**147**, 150
仙棘靭帯····················· 72
前距腓靭帯·················· 33
前屈······················· 92, 119, 121
前傾·····················74, 90, 138
前脛骨筋·················· 44, 46, 48
仙結節靭帯·················· 72, 76
仙骨······ 66, 70, 72, 76, 78, 84, 94
仙骨尖······················· 70

仙骨底‥‥‥‥‥‥‥‥‥‥‥‥ 70
浅指屈筋‥‥‥‥ 178, **180**, 182, 192
前斜角筋‥‥‥‥‥‥‥‥‥‥ 121
前十字靱帯‥‥‥‥‥ 52, **55**, 56, 58
前縦靱帯‥‥‥‥‥‥‥‥‥‥ 88
前仙腸靱帯‥‥‥‥‥‥‥‥‥ 72
前足部‥‥‥‥‥‥‥‥‥‥‥ 20
仙腸関節‥‥‥‥‥‥‥‥ 70, 72
仙椎‥‥‥‥‥‥‥‥‥ 70, **84**, 90
前殿筋線‥‥‥‥‥‥‥‥ 66, 76
前頭筋‥‥‥‥‥‥‥‥‥‥ 128
前頭骨‥‥‥‥‥‥‥‥‥‥ **112**
前頭直筋‥‥‥‥‥‥‥‥‥ 121
浅背筋‥‥‥‥‥‥‥‥‥‥ 142
前方牽引‥‥‥‥‥‥‥‥ 138, 150
泉門‥‥‥‥‥‥‥‥‥‥‥ 112
前弯‥‥‥‥‥‥‥ 7, 66, 74, **84**, 90

そ

操作機能‥‥‥‥‥‥‥‥‥8, 20
総指伸筋‥‥‥‥‥ 178, 180, **182**, 192
僧帽筋‥‥‥‥108, **120**, **142**, 150
足圧中心位置‥‥‥‥‥‥‥‥ 48
足関節‥‥‥‥‥‥‥‥‥ 20, **33**
足弓‥‥‥‥‥‥‥ 20, **24**, 26, 44
足根管‥‥‥‥‥‥‥‥‥‥ 26
足根骨‥‥‥‥‥‥ 20, 24, 30
足根中足関節‥‥‥‥‥‥‥‥ 30
足根中足靱帯‥‥‥‥‥‥‥‥ 32
足根洞‥‥‥‥‥‥‥‥‥‥ 26
足底腱膜‥‥‥‥‥‥‥‥‥ 26
足底方形筋‥‥‥‥‥‥‥ **36**, 48
側頭筋‥‥‥‥‥‥‥‥‥‥ **130**
側頭骨‥‥‥‥‥‥ **112**, 120, 121

側副靱帯（手指の）‥‥‥‥ 170, 174
側副靱帯（足指の）‥‥‥‥‥ 32
鼠径靱帯‥‥‥‥‥‥‥72, 76, 101
咀嚼筋‥‥‥‥‥‥ 8, 110, 126, **130**
粗線‥‥‥‥‥ 50, 60, 62, 68, 78
側屈‥‥‥ 74, 92, 94, 103, 116, 118, 121, 126
外がえし‥‥‥‥‥‥‥‥ **32**, 46

た

大胸筋‥‥‥‥‥‥‥‥**142**, 147
大頬骨筋‥‥‥‥‥‥‥‥‥ 130
対向‥‥‥‥‥‥‥‥‥‥8, 166
大後頭孔‥‥‥‥‥‥7, 110, 112
大後頭直筋‥‥‥‥‥‥‥‥ 120
大坐骨孔‥‥‥‥‥‥‥‥ 72, 78
大坐骨切痕‥‥‥‥‥‥‥ 68, 72
第三腓骨筋‥‥‥‥‥‥‥ **44**, 46
大腿筋膜張筋‥‥‥‥‥‥ **76**, 82
大腿骨‥ 7, 34, **50**, 52, 58, 66, **68**, 78
大腿骨頸‥‥‥‥‥‥‥‥ 68, 78
大腿骨体‥‥‥‥‥ 50, 52, 60, 68
大腿骨頭‥‥‥‥‥ 66, 68, 70, 82
大腿骨頭窩‥‥‥‥‥‥‥ 68, 70
大腿骨頭靱帯‥‥‥‥‥‥‥ 70
大腿四頭筋‥‥‥‥‥‥‥ **60**, 62
大腿四頭筋腱‥‥‥‥‥‥ 52, 60
大腿直筋‥‥‥‥‥‥ **60**, 62, 80
大腿二頭筋‥‥‥‥‥‥ 60, 62, 80
大腿二頭筋長頭‥‥‥‥‥ **62**, 80
大腿方形筋‥‥‥‥‥‥‥ 76, **78**
大殿筋‥‥‥‥‥‥ 7, 76, 80, 82
大転子‥‥‥‥‥ 60, 68, 70, 76, 78

大内転筋······**78**
大腰筋······76
対立······176, 192
大菱形筋······**142**
大菱形骨··· **166**, 170, 174, 180, 184
大菱形骨結節······ 166, 168, 186
楕円関節······170
縦アーチ······168, 170
多裂筋······96
短指屈筋······**36**, 48
短指伸筋······34
短掌筋······184, **186**
短小指屈筋（足の）······**36**, 48
短小指屈筋（手の）······184, **186**
短足底靭帯······30
短橈側手根伸筋······**178**, 180
短内転筋······**78**
短腓骨筋······44, 46
短分節筋群······**94**, 96
短母指外転筋······**184**, 192
短母指屈筋（足の）······**36**, 48
短母指屈筋（手の）··· 184, **186**, 192
短母指伸筋（足の）······34
短母指伸筋（手の）··· 178, 182, **184**, 192

ち

恥骨······66, 78
恥骨下枝······62, 68, 78
恥骨筋······**78**
恥骨筋線······68, 78
恥骨結合······72, 101
恥骨結節······68, 72, 78
恥骨上枝······68, 78

恥骨体······62, 78
恥骨大腿靭帯······**70**, 72, 74
中間楔状骨······20
中間広筋······60, 80
肘筋······**162**
中斜角筋······121, 126
中手間関節······174
中手骨····· 166, **168**, 172, 186, 190
中手骨体······168, 186
中手骨底··· 168, 172, 174, 178, 184, 186
中手骨頭······168, 174
中手指節(MP)関節··· 168, **174**, 176, 178, 182, 184, 186, 190, 192
中節骨（足の）······ **24**, 32, 36, 46
中節骨（手の）······ 168, 174, 182
中足間関節······30
中足骨······ 20, **24**, 32, 40, 46
中足骨体······24
中足骨底······ 24, 30, 36, 40, 44
中足骨頭······24
中足指節関節······**32**, 36, 40
中足部······20
中殿筋······7, **76**, 82
肘頭······154, 162
肘頭窩······154
虫様筋（足の）······**36**, 48
虫様筋（手の）··· 184, **186**, 190, 192
蝶形骨······112, 128, 132
腸脛靭帯······76
腸骨······66
腸骨窩······66, 76
腸骨筋······76
腸骨大腿靭帯······**70**, 72, 74, 82

腸骨翼･････････････････････ 66
長指屈筋････････････････ **40**, 46, 48
長指伸筋･････････････････ **44**, 46
長掌筋･････････････････ **178**, 182
長足底靭帯････････････････ 26, 30
長橈側手根伸筋･･･････････ **178**
長内転筋････････････････ **78**, 82
蝶番関節･････････ 33, 52, 156, 174
長腓骨筋･････････････････ **44**, 46
長母指外転筋･････ 180, 182, 184, 192
長母指屈筋（足の）･･･ **40**, 44, 46, 48
長母指屈筋（手の）･･･ 178, 180, **182**,
192
長母指伸筋（足の）･･･････ **44**, 46
長母指伸筋（手の）･･･ 178, 180, 182,
184, 192
跳躍運動･･･････････････････ 50
腸腰筋･････････････････ **76**, 80, 82
腸肋筋･････････････ **94**, 96, 120
直立二足歩行･･･････ 6, 20, 166

つ

椎間円板･････････････････ 76, 88
椎間関節･････････ **88**, 92, 116, 118
椎間孔･･･････････････････ 86
椎間板ヘルニア････････ **84**, 88, 90
椎弓･････････････････････ **86**
椎弓根････････････････････ 86
椎孔･･･････ **86**, 110, 112, 116
椎骨････････ 84, 86, 88, 92, 119
椎前筋群････････････････ 121
椎体･･･････････ **86**, 88, 112, 121
椎体間関節････････････ **88**, 116

て

底屈･･･････ 14, 20, 33, 36, 40, 44, 46
底側骨間筋･････････････ **40**, 48
底側踵舟靭帯････････････ 26, 30
底側靭帯･･･････････････ 32
底側中足靭帯････････････ 32
手のアーチ･･･････････････ 168
テノデーシス作用･･････････ 172
殿筋粗面･･････････････ 68, 76
殿筋面･･･････････････ 66, 76
転子窩･･････････････ 68, 78
転子間線････････････ 60, 68, 70
転子間稜･･･････････ 68, 78

と

頭蓋･････ 110, **112**, 119, 120, 121
頭棘筋････････････････ 120
橈屈･･････････ 172, 178, 182
頭頸部･･･････････････ 110
橈骨･･･154, **156**, 158, 160, 162, 164,
170, 180, 182, 184
橈骨窩････････････ 154
橈骨頸････････････ 156
橈骨手根関節･････ 156, **170**, 172
橈骨粗面･･･････ 150, 156, 160
橈骨頭･･････ 154, 156, 158, 160
橈骨輪状靭帯･････････ 158, 160
頭最長筋･･･････････ 96, 120
豆状骨････ **166**, 168, 178, 180, 186
橈側外転･･･････ 176, 178, 192
橈側手根屈筋･･･････････ **178**, 180
頭長筋･･･････････････ 121
頭頂骨･･････････････ **112**

204　運動機能解剖学

動的安定性……………… 62, 150
投動作……………………… 134
頭板状筋………………… 120

な

内果……………… 33, 44, 50
内在筋……… 34, 48, 180, 184, 190
内在筋プラス……………… 190
内在筋マイナス…………… 190
内旋…… 14, 58, 62, 72, 74, 76, 138
内側顆（大腿骨の）… 40, 50, 58, 62,
　64, 68
内側顆（脛骨の）………… 55, 62, 80
内側楔状骨………………… 20, 44
内側広筋………………… **60**, 62, 80
内側縦足弓……………… **24**, 44
内側手根隆起……………… **168**
内側上顆（大腿骨の）… 50, 55, 78
内側上顆（上腕骨の）… 154, 158,
　162, 178, 182
内側側副靭帯（足関節の）…… 32, **33**
内側側副靭帯（膝関節の）… 52, 55,
　56, 62
内側側副靭帯（肘関節の）……… **158**
内側半月………………… **52**, 55
内側翼突筋………………… 130
内転… 14, 30, 32, 33, 46, 55, 72, 78,
　138, 147, 172, 176, 192
内反…………… 18, 20, 30, 32, 46
内腹斜筋………………… **101**, 103
内閉鎖筋………………… 76, **78**

に

二関節筋………………… 60, 80

二分靭帯…………………… 30
乳頭突起…………………… 86

の

脳頭蓋………………8, 110, 112

は

背屈………………14, 33, 172
背側骨間筋（足の）………… **40**
背側骨間筋（手の）……… **190**, 192
背側中足靭帯……………… 32
薄筋……………… 60, **62**, **78**, 80
白線……………………… 101
母指外転筋………………… 36, 48
バネ靭帯…………………… 30
ハムストリングス………… **62**, 80
パワー握り………………… 193
半棘筋……………………… 96
半月……………………… 50, 55
半腱様筋…………… 60, **62**, 80
板状筋群………………… **120**, 126
半膜様筋…………… 60, **62**, 80

ひ

鼻筋……………………… 128
腓骨…… **33**, 34, 40, 44, 46, **52**
尾骨……………… 70, 72, 76, 84
鼻骨……………… 112, 128
腓骨頭……………… 52, 55, 62, 80
鼻根筋……………………… 128
膝関節……………………… 50
肘関節…………………154, **156**
鼻中隔下制筋……………… 128
尾椎…………… 70, **84**, 90

索引　205

腓腹筋····················· **40**, 46, 60, **64**
表情筋·························110, **126**
ヒラメ筋···················· 40, 46, 64
ヒラメ筋線················· 50, 64

ふ

腹横筋························· **101**
腹式呼吸····················· 7, 106
腹直筋························· **101**
副突起························· 86
ブラキエーション················· 134

へ

閉鎖孔························· 66, 68
閉鎖膜························· 66, 78
偏平足························· 26

ほ

方形回内筋·················· **162**
縫合························· 112
縫工筋··················· 60, **62**, 80
母指（足の）···24, 32, 36, 44, 46, 48
母指（手の）···8, 166, 168, 174, 176,
　　180, 182, 184, 186, 192
母指外転筋················ **36**, 48
母指対立筋············· **184**, 186, 192
母指内転筋（足の）············· **36**, 48
母指内転筋（手の）··· **184**, 186, 192

ま

巻き上げ機構················· **26**
末節骨（足の）··· 24, 32, 36, 40, 44,
　　46, 48
末節骨（手の）··· 168, 174, 182, 184

ゆ

有鈎骨······ **166**, 168, 170, 178, 180
有鈎骨鈎··················· 168, 186
有頭骨············· **166**, 170, 172, 186

よ

腰椎··· 7, 70, 74, 76, **84**, 86, 90, 92,
　　94, 96, 101, 106
横アーチ（足の）················ 30
横アーチ（手の）····· 168, 170, 186,
　　194

り

梨状筋···················· 76, **78**
リスフラン関節··················· **30**
立方骨············· 20, **24**, 30, 36, 44
立方骨棘···················· 24
隆椎···················· 88, **112**
菱形靭帯···················· 138
輪帯···················· 70

る

涙骨···················· 112

ろ

ローテーター・カフ················ **136**
肋鎖靭帯···················· 138
肋軟骨···················· 84, 101
ロッキング機構················· **58**
肋骨··· 84, 101, 106, 108, 121, 126,
　　138, 147
肋骨窩···················· 86
肋骨角···················· 94

肋骨挙筋…………………………… 108
肋骨突起…………………………… 86

わ

腕尺関節………………… **156**, 158, 160
腕橈関節…………………………… **156**
腕橈骨筋………………………160, **162**

編集・執筆・図作成者

【編　集】

藤原　勝夫　金沢学院大学人間健康学部

【執　筆】

藤原　勝夫
　　1章　　2章　　3章　　4章分担　　5章分担　　9章

中村　　彩　金沢大学大学院医学専攻
　　4章分担

中村　　天　認定こども園子供の家
　　5章分担

清田　直恵　金沢学院大学人間健康学部
　　6章

矢口　智恵　日本医療大学保健医療学部
　　7章　　8章分担

国田　賢治　札幌国際大学スポーツ人間学部
　　8章分担

伊禮まり子　大阪保健医療大学保健医療学部
　　10章　　11章

【図作成】

監修・作成　**清田　岳臣**　大阪総合保育大学児童保育学部
作　　　成　**伊禮まり子**
　　　　　　黒川　　望　群馬パース大学保健科学部
スケッチ　**中川　佳那**　金沢学院大学芸術学科学生
　　　　　　西川　実里　金沢学院大学芸術学科学生
写真モデル　**宮入　洸希**　金沢学院大学スポーツ健康学科学生

編著者
藤 原 勝 夫（ふじわら かつお）

1953 年　岩手県大迫町（現花巻市）に生まれる
1984 年　筑波大学大学院博士課程体育科学研究科修了
1986 年　金沢大学教養部助教授
1996 年　金沢大学医学部助教授
2001 年　金沢大学大学院医学系研究科教授
2015 年　金沢学院大学スポーツ健康学部教授
2016 年　金沢学院大学人間健康学部教授、学部長　現在に至る
2019 年　金沢大学名誉教授
専門は、運動生理学、教育学博士

運動機能解剖学
Functional Anatomy of Movement

発行日　2019年9月15日　第 1 版第 1 刷

編著者　**藤 原 勝 夫**

発　行　北國新聞社
　　　　〒920−8588　石川県金沢市南町 2 番 1 号
　　　　TEL 076−260−3587（出版局）
　　　　電子メール syuppan@hokkoku.co.jp
ISBN978-4-8330-2187-6

©Fujiwara Katsuo 2019, Printed in Japan
●価格はカバーに表示してあります。
●乱丁・落丁本がございましたら、ご面倒ですが北國新聞社出版局宛にお送りください。送料小社負担にてお取り替えいたします。
●本書記事、図版の無断転載・複製などはかたくお断りいたします。